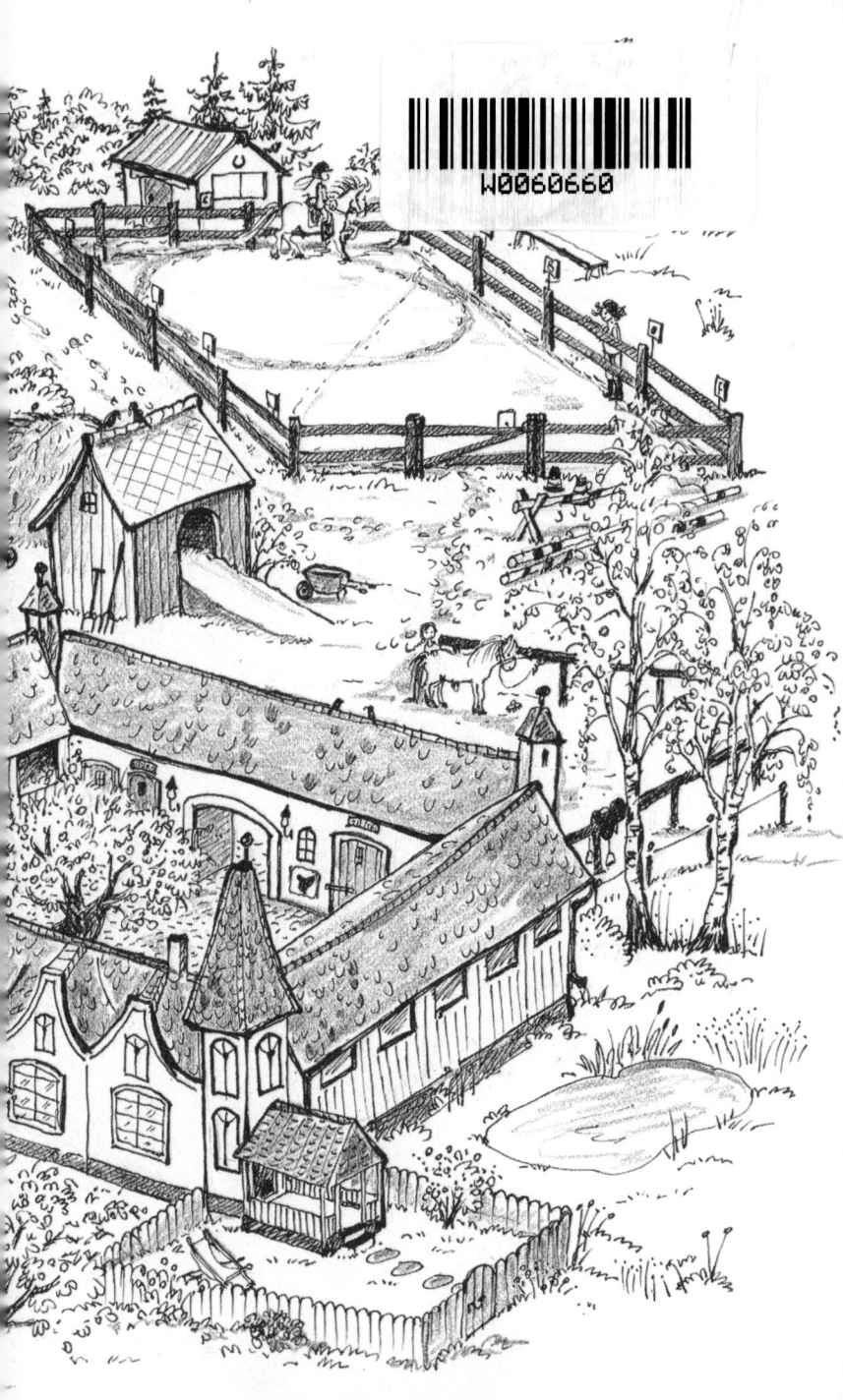

Pippa Young
Ponyhof Apfelblüte
Lotte und Goldstück

Alle Bände der Reihe Ponyhof Apfelblüte:

Pippa Young

Ponyhof Apfelblüte
Lotte und Goldstück

Aus dem Englischen übersetzt
von Tatjana Kröll

Illustriert von Eleni Livanios

Band 3

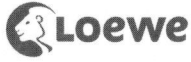

Besonderen Dank an Catherine Hapka

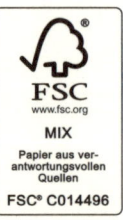

ISBN 978-3-7855-7936-7
5. Auflage 2021
Aus dem Englischen übersetzt von Tatjana Kröll
Umschlagillustration: Eleni Livanios
Umschlaggestaltung: Barbara Heinlein
Printed in the EU

www.loewe-verlag.de

Inhalt

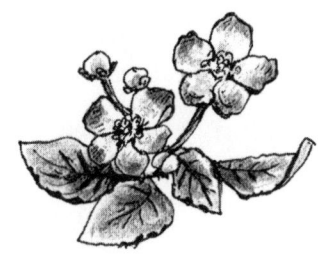

Der Hufschmied

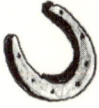

Den Oberkörper weit nach vorn gebeugt trat Lena Kennet kräftig in die Pedale ihres Fahrrads. Der Weg, der zum Ponyhof Apfelblüte führte, war steil und normalerweise fuhr Lena ihn gemächlich hinauf.

Aber heute hatte sie es eilig. Sie legte einen letzten Spurt hin und schlitterte durch den großen, steinernen Torbogen auf den Innenhof des Anwesens. Die zwei hofeigenen Hunde, Hop und Skip, kamen zur Begrüßung mit ihren wedelnden Schwänzen auf Lena zugerast.

Lena hielt ihr Rad mit einer Hand fest und beugte sich hinunter, um die Hunde zu streicheln. Ihr Blick fiel auf einen großen weißen Transporter, der gleich neben dem Apfelbaum in der Mitte des gepflasterten Hofs parkte.

„Super!", sagte sie zu Skip, dem sie die Ohren kraulte. „Ich bin nicht zu spät!"

Lena lehnte ihr Fahrrad gegen die Mauer und rannte zum Wagen. Er gehörte dem Hufschmied des Ortes, einem kräftigen, aber eher schüchternen Mann namens Matthew. Er kam einmal im Monat auf den Ponyhof Apfelblüte, um die Hufe der Ponys auszuschneiden und zu beschlagen. Lena freute sich darauf, dem Schmied zum ersten Mal bei seiner Arbeit zuzusehen.

Matthew stand über den Vorderhuf einer hübschen haselnussbraunen Stute gebeugt, die auf den Namen Lady hörte. Ihre Besitzerin, Isabel Marle, hielt sie am Führstrick. Isabel war groß, blond und fünfzehn Jahre alt. Ihrer Mutter gehörte der Ponyhof.

„Du hast es geschafft!", rief Isabel mit einem breiten Lächeln, als sie Lena herbeilaufen sah. „Seht ihr? Ich hab euch doch gesagt, dass sie kommt."

Zwei von Lenas neuen Freundinnen, Julia Marle und Lotte Stevens, standen beim Apfelbaum und winkten ihr zu. Die beiden waren neun Jahre alt, genau wie Lena. Juli war Isabels jüngere Schwester und sah ihr sehr ähnlich, bis auf ihr Haar, das kürzer war. Juli war Lena gegenüber

anfangs ziemlich arrogant und besser-
wisserisch gewesen. Aber mithilfe der
süßen Ponys des Hofes hatte Juli ein
paar wichtige Lektionen über Höflichkeit
und Geduld gelernt. Mittlerweile waren
sie und Lena schon richtig gute Freundinnen geworden.

Lotte hatte ihr Pony, einen Palomino-
Wallach namens Goldstück, auf Ponyhof
Apfelblüte untergebracht. Lotte –
oder Charlotte, wie sie eigentlich
hieß – war so ziemlich das mädchen-
hafteste Mädchen, dass Lena sich
vorstellen konnte. Sie hatte jeden
Tag etwas Rosafarbenes an und
liebte alles mit Glitzer und Strass
darauf.

Heute trug sie ihre pinken

Lieblingsturnschuhe und niedliche silberne Haarspangen hielten ihr schulterlanges rotes Haar zurück. Lena kannte Lotte noch nicht so gut, aber sie mochte sie schon sehr.

„Tut mir leid, dass ich so spät bin", keuchte Lena, als sie endlich bei den Mädchen angekommen war. „Mama und ich waren heute Morgen einkaufen und ich glaube, wir haben uns wirklich mit jedem Einzelnen im Dorf unterhalten!"

„Tja, so ist das in Willow Springs." Lotte lächelte und ihre grünen Augen funkelten. „Jeder kennt jeden."

„Und jeder weiß über alles Bescheid", fügte Juli hinzu.

Lena nickte. Vor dem Sommer hatten sie und ihre Mutter noch in einer Woh-

nung in der Stadt gewohnt. Sie hatten gerade einmal eine Handvoll ihrer Nachbarn gekannt. In einem kleinen Dorf zu leben, war in vielerlei Hinsicht ganz anders. Hier waren ihre Nachbarn, wie zum Beispiel Mrs Kraft, die die andere Hälfte ihres Hauses bewohnte, richtige Freunde! Aber der schönste Unterschied war, dass hier so viele Ponys lebten. Lena liebte Ponys und Pferde, seit sie denken konnte. Doch bis vor Kurzem hatte sie sie nur in Büchern oder im Fernsehen bewundern können. Sie hätte sich nicht träumen lassen, dass sie und ihre Mutter irgendwohin ziehen würden, wo sie beinahe jeden Tag reiten konnte!

„Danke, dass wir dir bei der Arbeit zusehen dürfen", sagte Lena zu Matthew.

Der Hufschmied nickte lächelnd. „Kein Problem." Er richtete sich auf und beugte sich dann durch die Hintertür in den offenen Transporter. Man hörte ein metallisches Klirren. Lady spitzte ihre Ohren, blieb aber, wo sie war.

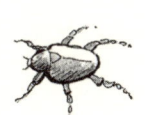

„Was macht Matthew?", fragte Lena ihre Freunde leise.

„Er ist fertig mit dem Ausschneiden von Ladys Hufen und wird gleich die neuen Eisen anpassen", erwiderte Juli. „Das wird richtig cool, schau!"

Matthew drehte sich zu Lena um und zeigte ihr eine riesige Zange. Damit hielt er ein neues Hufeisen hoch.

„Dieses Eisen muss ich so heiß machen, dass ich es formen kann", erklärte er. Vorsichtig steckte er das Hufeisen mit

der Zange in eine kleine Metallkiste im Inneren des Autos. Sie war in etwa so groß wie ein Fernseher und Lena konnte sehen, dass sie voller Glut war!

„Das ist ein Schmiedeofen", erklärte ihr Juli. „Früher musste man sein Pferd zum Hufschmied bringen, weil das Schmiedefeuer die gesamte Werkstatt einnahm. Heute passen die kleinen Öfen in ein Auto."

Schon kurze Zeit später zog Matthew das Hufeisen wieder aus dem Ofen. Es glühte orange vor Hitze! Er hob Ladys Huf an und presste das Eisen darauf. Es zischte laut und es gab eine stark riechende Rauchwolke.

Lena konnte kaum glauben, dass Lady einfach stillhielt.

„Tut das nicht weh?", rief sie.

Isabel lächelte. „Überhaupt nicht. Pferde haben außen an den Hufen keine Nerven. Uns tut es ja auch nicht weh, wenn wir uns die Fingernägel schneiden."

Matthew setzte Ladys Huf wieder ab und ging mit dem heißen Hufeisen zu seinem Amboss, einem gebogenen Metallklotz, der ziemlich schwer und solide aussah. Er drehte das Eisen mit der Zange und schlug mehrmals mit einem Hammer darauf.

„Er passt das Eisen genau an Ladys Huf an", sagte Lotte.

Es dauerte nicht lang. Sobald Matthew mit dem Ergebnis zufrieden war, tauchte er das Hufeisen in einen Eimer kaltes

Wasser, um es abzukühlen. Eine Dampf-
wolke stieg auf und es zischte wie eine
alte Dampflock. Dann
nagelte Matthew
das Eisen an
Ladys Huf. Er
sah zu Lena auf.
„Das Wichtigs-
te ist, dass die
Nägel an der Außenwand des Hufs bleiben", sagte er. „Wenn ich den Nagel zu
tief in den Huf schlage, würde es Lady
furchtbar wehtun."

Für Lena war klar, dass Matthew ein
ausgezeichneter Hufschmied war, denn
er befestigte alle vier Hufeisen zügig und
ohne dass Lady auch nur einmal zusam-
menzuckte. Die schöne haselnussbraune

20

Stute sah richtig stolz aus, als ihre neuen Schuhe fertig waren! Isabel dankte Matthew und führte Lady in klackerndem Trab über das Pflaster zum Stall. Lotte kam ihnen mit Goldstück am Zügel entgegen.

„Jetzt ist wohl Goldstück dran", sagte Lena mit einem Lächeln.

Goldstück schnaubte, als eine Rauchwolke aus dem Transporter aufstieg. Er tänzelte auf der Stelle und beäugte Matthews Lederschürze mit Unbehagen.

„Ruhig, Großer", beruhigte ihn Lotte und tätschelte ihm den Rücken. „Es ist alles gut. Das ist doch nur dein Freund Matthew."

„Benimmt er sich beim Hufschmied immer so?", flüsterte Lena Juli zu.

Juli nickte. „Goldstück ist ein braves Pony, aber bei manchen Sachen ist er ein bisschen empfindlich", sagte sie. „Wir vermuten, dass mal ein Schmied gemein zu ihm war, noch bevor ihn Lotte gekauft hat. Und jetzt hat er immer Angst. Aber Matthew ist ganz geduldig mit ihm."

Lena sah zu, wie Lotte ihr Pferd besänftigte. Lotte trat nicht so offen und selbstsicher auf wie Juli oder Lenas andere Freundinnen, Paulina und Mia. Aber sie war freundlich und sanft und Goldstück entspannte sich bereits sichtlich. Bald schon stand er völlig ruhig, während Matthew seine Hufe behandelte. Nur seine ständig zuckenden Ohren zeigten, dass er immer noch ein wenig nervös war.

„Goldstück ist wirklich sehr brav, oder?", bemerkte Lena.

Juli nickte. „Er liebt Lotte. Für sie würde er alles tun."

So liebevoll, wie Lottes Gesicht aussah, wenn sie ihrem Pony ins Ohr flüsterte, musste dieses Gefühl wohl auf Gegenseitigkeit beruhen, dachte Lena.

Gerade als Matthew Goldstück das letzte Hufeisen anpasste, kamen ein Mann und eine Frau durch das Steintor. Lotte winkte sie herüber und stellte sie Lena als ihre Eltern vor.

„Oh!", rief Lena aus, als sie Mrs Stevens' runden Bauch sah. „Bekommen Sie ein Baby?"

„Ja." Mrs Stevens strich über ihren Bauch. „Wir bekommen sogar Zwillinge, einen Jungen und ein Mädchen."

„Ist das nicht cool?", sagte Lotte. „Jahrelang habe ich mir einen Bruder oder eine Schwester gewünscht und jetzt bekomme ich gleich beides!"

Juli lachte. „Du planst wohl schon, wann sie mit den Reitstunden anfangen können."

Mr Stevens nahm einige Scheine aus seinem Geldbeutel und gab sie Matthew. „Hoffen wir mal, dass sich die Kleinen ein weniger kostspieliges Hobby suchen", entgegnete er mit einem etwas gequälten Lächeln. „Ich glaube nicht, dass wir es uns leisten können, noch mehr Ponys beschlagen zu lassen."

Da kam Mrs Marle herübergeeilt. „Klappt alles so weit?", fragte sie, während sie sich eine widerspenstige blonde Haarsträhne zurück in den Pferdeschwanz klemmte. „Helfen dir die Mädchen oder stehen sie nur im Weg herum?"

Matthew grinste. „Sie sind jedenfalls ein prima Publikum", antwortete er mit einem Augenzwinkern.

Mrs Marle lächelte. „Flicka ist auch mal wieder fällig", sagte sie zum Schmied. „Lena, würde es dir was ausmachen, sie zu holen? Sie ist in der vordersten Box."

„Schon unterwegs", sagte Lena. Sie war stolz, gefragt worden zu sein.

Kurz darauf war sie mit dem sanften Pony zurück. Flicka war, wie Goldstück,

ein Palomino, aber ihr Fell hatte einen etwas helleren Goldton.

„Ist Lotte schon weg?", fragte Lena, als sie Flicka hinüber zum Transporter führte. Ganz anders als Goldstück schien die Stute den Geruch und den Lärm des  Schmiedeofens kaum wahrzu- nehmen.

„Ja. Ich glaube, sie hatten es eilig", meinte Juli schulterzuckend. „Sie hat gesagt, ich soll dich lieb von ihr grü- ßen."

Weder Juli noch ihre Mutter machten Anstalten, Lena Flickas Führstrick abzu- nehmen, also behielt sie ihn einfach wei- ter in der Hand, während Matthew sich an die Arbeit machte.

„Oh", sagte Lena überrascht, als

Matthew einen von Flickas Vorderhufen anhob. „Sie hat ja gar keine Eisen an."

„Das stimmt", sagte Mrs Marle. „Flicka hat sehr starke Hufe und außerdem muss sie keine harte Arbeit verrichten, wie Springreiten. Da braucht sie keine Eisen und Matthew muss ihre Hufe nur ausschneiden und pflegen, damit sie in gutem Zustand bleiben."

„Das ist wie Pony-Maniküre", scherzte Juli.

Lena lächelte und streichelte Flickas samtige Nüstern, während Matthew ihren Vorderhuf mit einer großen Metallfeile bearbeitete. Das war nur eines von vielen Dingen, die sie am Ponyhof Apfelblüte so liebte. Es gab immer etwas Neues und Spannendes zu lernen!

Ein Fellknäuel mit Energie

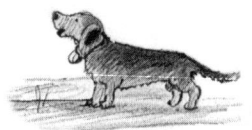

Als Lena vom Ponyhof nach Hause kam, war ihre Mutter nicht im Haus. Lena vermutete, dass sie in ihrem Atelier im

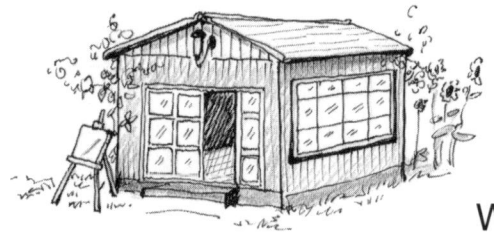

Garten saß und malte. Vor dem Umzug nach Willow Springs war

Malen nur Angela Kennets Hobby gewesen. Mittlerweile wurde es schon fast zum Beruf, da sie Porträts der Haustiere anderer Leute anfertigte. Diese Woche malte sie die eindrucksvolle, preisgekrönte Perserkatze der Blumenhändlerin.

„Lass uns mal nachsehen, was Mama

macht, Mogli", sagte
Lena zu ihrem eige-
nen Kater, der sich
auf dem Fensterbrett

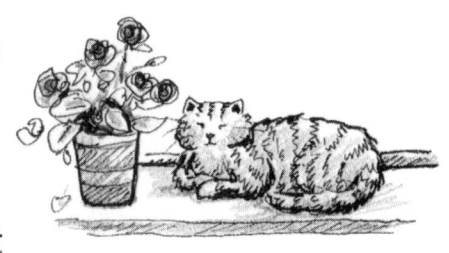

in der Küche sonnte. Während Lena zur
Hintertür ging, erhob er sich, streckte
sich genüsslich und schlenderte noch
vor ihr in den Garten.

Da ertönte plötzlich wildes Hunde-
gebell von nebenan. Mogli fauchte und
schoss pfeilschnell die Linde hinauf.

„Mrs Kraft hat doch gar keinen Hund",
sagte Lena überrascht. Sie stellte sich
auf die Zehenspitzen, um über die Hecke
zu spähen, die ihr Grundstück vom an-
grenzenden trennte. Sie schnappte nach
Luft, als sie einen kleinen braunen Hund
im Gras herumrennen sah. Er hatte einen

lang gestreckten Körper, sehr kurze Beine und seidiges Fell. Es war ein Mini-Dackel!

Gerade da tauchte Mrs Kraft an der Terrassentür auf.

„Nacho!", sagte die alte Frau scharf. „Still!" Dann bemerkte sie Lena und ihr Gesicht entspannte sich. Sie lächelte. „Oh, hallo, Spatz. Ich hoffe, Nacho stört dich nicht."

„Nein, gar nicht." Lena grinste, als der Dackel hechelnd und schwanzwedelnd durch den Garten wetzte. „Er ist total niedlich! Ich wusste gar nicht, dass Sie sich einen Hund zulegen wollten."

Mrs Kraft seufzte. „Das wusste ich auch nicht", sagte sie. „Er gehört meiner Schwester. Sie musste wegen einer Knieoperation ins Krankenhaus und hat mich

gebeten, mich ein paar Tage um ihn zu
kümmern."

„Er ist ein ganz Hübscher", sagte Lena.

„Vielleicht." Mrs Kraft beäugte Nacho
zweifelnd. „Er hat jedenfalls nur Unsinn
im Kopf, so viel ist sicher." Sie zeigte zum
Gartentor. „Komm doch herüber und
lerne ihn kennen, wenn du magst."

„Danke." Lena öffnete sich selbst die
Tür zu Mrs Krafts Gartenhälfte. Nacho
sprang an ihr hoch, seine weichen Pfoten
scharrten an ihren Knien und er bellte wie
verrückt.

„Nacho!" Mrs Kraft klang entsetzt. „Sei
nicht so ungezogen!"

Lena kicherte. „Das macht
nichts, es stört mich nicht."
Sie kniete sich hin

und ließ sich von dem kleinen Hund ab-
schlecken. „Er ist so süß!"

Nacho bellte noch einmal und lief dann
davon. Er wühlte unter einem Busch und
holte einen lilafarbenen Gummiknochen
hervor, den er mit stolz erhobenem
Schwanz freudig zu Lena trug.

„Das ist sein Lieblingsspielzeug", sagte
Mrs Kraft.

„Na dann los, Nacho – hol's!" Lena
warf das Spielzeug über die Wiese. Der
winzige braune Hund jagte ihm nach,
schnappte es und schüttelte es mit einem gespielten Knurren hin und her.
Dann brachte er es zurück zu Lena, damit
sie es noch einmal warf.

Während Lena mit dem Dackel spielte,
verschwand Mrs Kraft wieder im Haus.

Ein paar Minuten später kam
sie mit einem Korb zurück.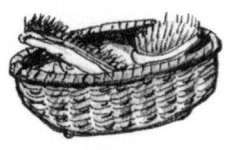

„Ich soll Nacho jeden Tag
bürsten, damit sich sein Fell nicht ver-
filzt", erklärte sie. „Du willst mir wahrscheinlich nicht dabei helfen, oder
doch?"

„Liebend gern!" Lena lief zu ihr hinüber
und sah in den Korb, in dem mehrere
Bürsten und Kämme lagen. „Oh, die
sehen ja genau aus wie die, mit denen
wir auch unsere Pferde auf Ponyhof Apfelblüte striegeln." Sie musste grinsen.
„Bloß viel, viel kleiner, natürlich."

Kurz darauf bürstete sie das seidige
Fell des kleinen Hundes. Zuerst wollte
Nacho nicht stillhalten und schnappte
nach der Bürste, als wäre sie ebenfalls

ein Spielzeug. Doch dann kam Mrs Kraft auf die Idee, den Hund mit kleinen Leckerlis abzulenken. Mit vereinten Kräften hatten die beiden es bald geschafft und Nachos Fell glänzte wieder.

Als Lena seinem Schwanz den letzten Bürstenstrich verpasste, kämpfte sich

 Nacho frei, rannte davon und bellte wie wild einen Vogel an, der sich in einem von Mrs Krafts Rosensträuchern versteckt hatte.

„Komm zurück, du Schlingel!", rief Mrs Kraft. Sie blickte Lena an und seufzte. „Heute ist er besonders aktiv, weil wir diesen Morgen keine Zeit für einen ausgiebigen Spaziergang hatten."

„Ich könnte Ihnen helfen, jetzt mit ihm Gassi zu gehen", bot Lena an.

„Danke, Liebes, das wäre toll." Mrs Kraft klang dankbar. „Er ist ein ganz schöner Racker! Zu zweit müssten wir es aber schaffen."

Lena lief zu ihrer Mutter ins Atelier und sagte ihr, wohin sie wollte. Als sie zurück in den Garten kam, hatte Mrs Kraft schon eine leuchtend rote Leine an Nachos Halsband festgehakt. Das andere Ende gab sie Lena.

„Wenn es dir nichts ausmacht, kannst du ihn nehmen", sagte sie. „Du bist jung und kräftig. Meine müden Knochen verkraften Nachos Gezerre nicht mehr so gut."

„Okay." Lena vermutete, dass Mrs Kraft wohl übertrieb. So ein kleiner Hund konnte doch niemandem solche Probleme bereiten, egal ob jung oder alt!

Doch sie wurde eines Besseren belehrt. Sobald sie aus dem vorderen Gartentor auf die Straße getreten waren, wurde Nacho noch übermütiger. Er wollte an jedem Kieselstein und jedem Grashalm schnuppern, jeden Vogel jagen und jedes vorbeifahrende Auto anbellen. Mehrmals riss er Lena fast die Leine aus der Hand.

„Bei Fuß, Nacho!", rief Lena.

„Das bringt nichts", sagte Mrs Kraft, während Nacho einem fliegenden Blatt hinterhersprang. „Er kennt keine Befehle."

Trotz Nachos anstrengendem Verhalten machte es Spaß, durch den Ort zu spa-

zieren. Mrs Kraft hatte fast ihr ganzes Leben in Willow Springs verbracht und kannte es wie ihre Westentasche. Sie wäre eine tolle Fremdenführerin, fand Lena.

Sie kamen an ein malerisches Gebäude mit bunten Fensterläden aus Holz. An einer Seite gab es eine Grünfläche, die von einem überfüllten Gemüsegarten bewachsen war. Lena entdeckte Tomatenpflanzen in Drahtgestellen, Beete mit Salatköpfen und eine riesige Kürbispflanze, die sich mit ihren orangefarbenen Blüten bis auf den Gehweg ausbreitete. Es sah aus wie der Garten eines Gemüsehändlers, aber Lena wusste, dass es etwas ganz anderes war.

„Das ist die Schule, auf die du im

Herbst gehen wirst", sagte Mrs Kraft und deutete auf das Gebäude.

„Ja, Mama hat sie mir schon an unserem ersten Tag in Willow Springs gezeigt", antwortete Lena. „Ein paar meiner Freunde vom Ponyhof gehen auch hierhin. Sie haben mir alles über diesen un-glaublichen Garten erzählt! Die Mittagsmahlzeiten werden mit dem Gemüse gekocht, das sie hier selbst angebaut haben. Ich freue mich wirklich schon auf das nächste Schuljahr!"

„Wie läuft es denn so auf dem Ponyhof?", fragte Mrs Kraft, während sie zum Dorfplatz schlenderten.

Lena lächelte, wie immer, wenn sie an Ponyhof Apfelblüte dachte. „Super", sagte sie. „Heute kam der Hufschmied und ich durfte –"

Sie brach ab, da Nacho sie auf das Kopfsteinpflaster zerrte. Lena musste rennen, um nicht das Gleichgewicht zu verlieren. Als sie Nacho in der Mitte des Platzes endlich zum Stehen gebracht hatte, entdeckte sie Lotte auf einer Bank am Rande des Marktplatzes. Sie weinte!

„Oh nein", sagte Lena. „Könnten Sie Nacho einen Moment halten, Mrs Kraft?"

Sie gab ihrer Nachbarin die Leine und lief hinüber zu Lotte. Das rothaarige Mädchen sah auf, als es Lena kommen hörte. Sein Gesicht war tränenüberströmt.

„Was ist denn los?", fragte Lena, setzte sich und legte den Arm um ihre Freundin. „Geht's dir gut?"

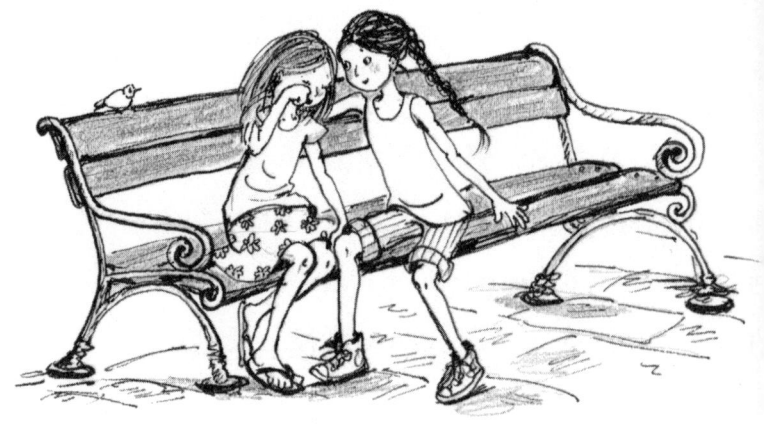

„Nein", schluchzte Lotte und lehnte sich an sie. „Meine Eltern haben mir gerade gesagt, dass wir uns Goldstück nicht mehr leisten können. Nicht, wenn die Zwillinge da sind. Sie sagen, wir müssen ihn v…verkaufen!"

Schlechte Nachrichten

„Was ist los, Lena?", fragte Mrs Kennet
an diesem Abend. „Schmecken dir deine
Nudeln nicht?"

Lena sah von ihrem Teller auf.
„Doch, doch, sie schmecken
gut." Ihre Unterlippe zitterte.
„Ich kann nicht aufhören,
an die arme Lotte und Goldstück zu denken."

Ihre Mutter blickte mitfühlend. Lena
hatte ihr bereits von ihrer Begegnung mit
Lotte berichtet.

„Ich weiß, dass du dir wünschst, deine
Freundin könnte ihr Pony behalten",
sagte Mrs Kennet. „Aber ich verstehe ihre

Eltern genauso gut. Babys kosten viel Geld – vor allem, wenn man gleich zwei auf einmal bekommt!"

„Es ist einfach so ungerecht." Lena seufzte und stocherte mit der Gabel in ihren Nudeln herum. „Lotte und Goldstück passen perfekt zusammen. Wie sollen sie nur ohne einander leben?"

„Vielleicht kauft ihn ja jemand hier in der Nähe", schlug ihre Mutter vor. „Dann könnte Lotte ihn immer noch besuchen."

„Das stimmt." Mit diesem Gedanken fühlte sich Lena gleich besser – aber nur ein bisschen. Wie sollte Lotte es ertragen mitanzusehen, wie jemand anderes ihr wunderbares Pony ritt?

Als Lena am nächsten Morgen auf den Ponyhof kam, fand sie Lotte in Gold-

stücks Box. Sie striegelte ihn energisch, obwohl sein Fell jetzt schon makellos glänzte. Juli lehnte an der Stalltür.

„Hallo", grüßte Lena die beiden. „Wo sind die anderen?"

„Paulina ist doch noch mit ihrer Familie im Urlaub, weißt du nicht mehr?", sagte Juli. „Und Mia ist gestern für eine Woche ins Ferienlager gefahren." Sie zuckte mit den Schultern. „Vielleicht kommt Hannah vorbei."

Lena nickte. Sie hatte Hannah Glass erst ein paarmal gesehen. Hannah ritt nicht selbst, aber sie half gern in den Ställen aus.

Lena fand es schade, dass die anderen Mädchen nicht da waren. Lotte brauchte jetzt jede Unterstützung, die sie bekom-

men konnte. Aber vielleicht gelang es Lena und Juli, sie zumindest ein kleines bisschen aufzumuntern.

„Sollen wir deine Mutter fragen, ob wir drei heute ausreiten dürfen?", fragte Lena Juli. „Das Wetter wäre perfekt dafür."

„Ich kann nicht." Lotte sprach, bevor Juli überhaupt antworten konnte. „In zwei Stunden kommt jemand, der sich Goldstück ansehen will. Ich soll ihn davor nicht müde machen."

Lena schnappte nach Luft. „Es kommen jetzt schon Leute, um ihn sich anzusehen?"

Lotte sah traurig aus. „Ein Arbeitskollege meines Vaters hat gehört, dass wir ihn verkaufen wollen. Seine Tochter will ein

Pony und er fand, Goldstück klinge nach dem perfekten Pferd für sie."

„Ich kann immer noch nicht glauben, dass deine Eltern dich zwingen, ihn zu verkaufen!" Juli klang verärgert. „Du solltest wirklich nicht kampflos a–"

„Ach, hier steckst du, Lena", rief Mrs Marle. „Ich hab mich gerade gefragt, ob du schon hier bist. Du hast übers Wochenende so hart gearbeitet, da dachte ich, du hättest heute vielleicht gern wieder eine Reitstunde."

Lena zögerte mit einem Seitenblick auf Lotte. Normalerweise stürzte sie sich auf jede Gelegenheit, Samson, ihr Lieblingspony, zu reiten. Aber heute wollte sie Lotte nicht allein lassen, wo sie doch so traurig war. Doch Lotte lächelte schwach

und winkte ab, als hätte sie Lenas Gedanken erraten.

„Geh ruhig", sagte sie. „Ich wäre sowieso ganz gern ein bisschen mit Goldstück allein."

„Okay." Lena blickte zu Mrs Marle. „Danke. Soll ich Samson aufzäumen?"

„Er ist in seiner Box", sagte die Besitzerin des Ponyhofs. „Julia, warum begleitest du uns nicht? Coco ist seit ein paar Tagen nicht geritten worden und könnte ein bisschen Bewegung vertragen."

„Coco?" Juli klang überrascht. „Heute wollte ich eigentlich Smartie reiten."

„Smartie ist am Nachmittag schon für eine Reitstunde eingeplant", entgegnete ihre Mutter. „Und dir tut es außerdem auch ganz gut, verschiedene Ponys zu

reiten. Du kannst von jedem einzelnen etwas lernen."

Juli rollte mit den Augen. „Ich weiß, ich weiß. Das sagst du uns ständig!"

Ihre Mutter lächelte. „Coco ist in ihrer Box. Hopp, hopp."

Nachdem Lena Samson Sattel und Zaumzeug angelegt hatte, half Mrs Marle ihr beim Aufsitzen. Samson hielt ganz still, während Lena ihren Fuß in den Steigbügel manövrierte und sich dann in den Sattel schwang. Lena war sich nicht sicher, aber es kam ihr vor, als sei der freundliche Apfelschimmel beim Aufzäumen diesmal stiller als sonst. Ob er wohl wusste, dass sein Freund Goldstück ihn vielleicht bald verlassen würde?

Juli saß bereits auf Coco, einer hell-
braunen Stute mit niedlichen, fuchsähn-
lichen Ohren, deren äußerste Spitzen wie
in schwarze Farbe getunkt aussahen.

„Was soll ich tun, während du Lena
ihre Stunde gibst?", rief Juli zu ihrer Mutter hinüber, während sie ihren Steigbügel
anpasste. „Soll ich mit Coco ein paar
Hürden springen?"

„Nein, ich will, dass du die Stunde mit
Lena zusammen reitest", antwortete Mrs
Marle, während sie mit einem Griff unter
Samsons Gurt prüfte, ob er eng genug
saß.

Juli sah erstaunt aus. „Mit Lena reiten?
Aber sie ist ein Anfänger." Sie warf Lena
einen kurzen Blick zu. „Nicht böse ge-
meint."

„Schon okay. Ich bin ja wirklich noch ein Anfänger", sagte Lena. Sie war genauso überrascht. Normalerweise ritt sie in ihren Stunden allein. Die anderen Mädchen ritten alle schon viel länger als sie – vor allem Juli.

„Reitet eure Ponys bitte im Schritt um die Bahn", sagte Mrs Marle, ohne auf die Frage ihrer Tochter einzugehen. „Und achtet darauf, dass sie schön ausschreiten."

Juli runzelte die Stirn und öffnete den Mund, als wollte sie etwas sagen. Doch dann sah sie Lena an, zuckte mit den Schultern und nahm ihre Zügel auf. „Los, Coco", sagte sie. „Dann wollen wir mal."

Nachdem die Ponys aufgewärmt waren, wies Mrs Marle die beiden Mädchen

an, abwechselnd Kreise, Achten und Schlangenlinien zu reiten. „Gebt besonders darauf acht, dass die Kurven ordentlich sind und die geraden Linien wirklich so gerade wie möglich", sagte

sie. „Achtung, Lena, benutze zum Lenken in der Kurve auch deine Beine, nicht nur die Zügel."

„Okay." Lena korrigierte ihre Haltung und drückte mit der Innenseite ihres Beins, um das Pony zur Drehung zu bewegen. Man musste an so vieles denken!

„Ordentliche Kurven, Julia!", rief Mrs Marle. „Dein letzter Kreis sah eher aus wie ein schiefes Ei."

„Ich glaube, Coco ist langweilig", sagte

licherweise scheint Samson immer ganz genau zu wissen, was ich von ihm will."

„Ponys werden nicht mit diesem Wissen geboren", sagte Mrs Marle mit einem Lachen. „Pferde und Ponys müssen sehr sorgsam trainiert werden, wenn sie jung sind. Zuerst muss man ihnen beibringen, dass es in Ordnung ist, dass jemand auf ihrem Rücken sitzt. Dann lernen sie, was wir mit den verschiedenen Hilfen, die wir geben, meinen. Wenn diese Grundlagen sitzen, können Pferde so ziemlich alles machen."

„Wow." Lena beugte sich noch einmal vor und streichelte Samson. „Ich bin froh, dass jemand Samson so gut trainiert hat, als er noch jünger war."

„Das war dann wohl Mama", sagte Juli.

Mrs Marle lächelte. „Ja. Mir gehörte Samsons Mutter, Delilah. Er war ihr erstes Fohlen. Und jetzt kommt mit, ihr beiden. Lasst uns die Ponys abkühlen und in ihre Boxen bringen."

Nachdem die Ponys mit einem Schwamm abgerieben und mit etwas Heu in ihre Ställe gebracht worden waren, trug Lena ihr Zaumzeug zur Sattelkammer. Sie hievte Samsons Sattel auf seinen Halter, während Juli Cocos Trense mit einem weichen Tuch abrieb. Plötzlich erschien Lotte im Türrahmen. Ihr Gesicht war so blass, dass jede Sommersprosse noch sichtbarer war.

„Sie sind da!", hauchte sie.

Der erste Anwärter

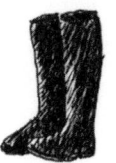

Lena eilte zu Lotte und legte ihr den Arm um die Schultern. Juli ließ Cocos Zaumzeug fallen und lief ebenfalls zu ihnen.

„Wo sind sie?", wollte Juli wissen. „Wie sind sie so?"

„Das Mädchen heißt Stella." Lotte musste schwer schlucken. „Sie sieht nett aus."

Da hörten die drei eine Stimme nach Lotte rufen. Einen Augenblick später erschien Mr Stevens.

„Da bist du ja, Lotte", sagte er. „Komm und sag Hallo. Du musst Stella doch Goldstück vorstellen und ihr beim Satteln helfen."

„Ich komme." Lottes Stimme war so leise, dass Lena sie kaum hören konnte. Doch ihr Vater nickte nur und eilte wieder davon.

„Keine Sorge, wir begleiten dich", versicherte Lena ihr.

„Genau", stimmte Juli zu. „Vielleicht können wir irgendwie helfen."

Die drei gingen aus der Sattelkammer und über den gepflasterten Hof. Sie erreichten Goldstücks Box gerade rechtzeitig, um zu sehen, wie Mrs Marle das Pony hinausführte. Zwei Erwachsene standen zusammen mit einem großen, blassen Mädchen mit welligem blondem Haar neben dem Stall. Lena fand, dass das Mädchen einen nervösen Eindruck machte.

„Das ist Stella", sagte Mrs Stevens.
„Ihre Eltern haben uns gerade erzählt,
dass sie seit fast einem Jahr Reitstunden
nimmt und sehr gern ein eigenes Pony
hätte."

„Hi", sagte Lotte und klang, als wäre
sie lieber ganz weit weg. „Dann werde ich
Goldstück mal satteln."

Jemand hatte Goldstücks Zaumzeug
und Sattel schon hergebracht. Lena und
Juli halfen Lotte, ihn fertig zu machen.
Stella beobachtete sie wortlos von Wei-
tem, während ihre und Lottes Eltern ohne
Unterbrechung darüber plapperten, was
für ein tolles Pony Goldstück doch sei.

Als Lotte den Sattelgurt enger zog,
hielt sie ihr Gesicht ganz dicht an die
Seite des Ponys. Lena war ziemlich si-

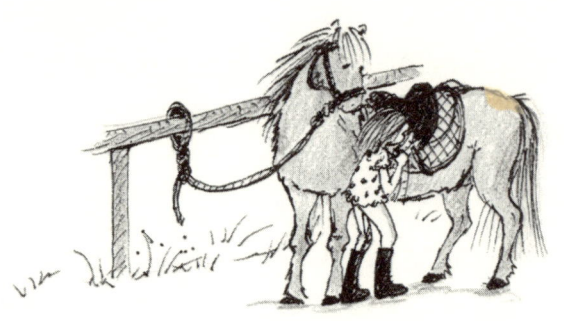

cher, dass sie Lotte ein paarmal schnie-
fen hörte. Aber als der ganze Tross dann
zum Reitplatz ging, waren ihre Augen
trocken.

„Lotte wird dir zeigen, was Goldstück
so alles kann", sagte Mrs Marle zu Stella.
„Wenn dir gefällt, was du siehst, kannst
du ihn danach selbst reiten."

Lotte stieg auf und nahm die Zügel.
Obwohl sie ganz offensichtlich furchtbar
unglücklich war, ritt sie wunderbar. Sie
ließ Goldstück saubere Kreise gehen,
traben und sogar galoppieren.

„Wow, sie reitet richtig gut", flüsterte Lena Juli zu, die mit ihr am Geländer stand und zusah. Stella und die Erwachsenen standen ein Stück entfernt.

„Ja, das tut sie", stimmte Juli ihr zu. „Sie und Goldstück passen einfach perfekt zusammen. Sie lassen einander gut aussehen." Sie warf einen Blick in Richtung Stella. „Vielleicht sogar zu gut."

Lotte und Goldstück beendeten ihre Präsentation mit einem Sprung über ein niedriges Kreuz. Dann hielten sie in der Nähe des Tors. Lotte ließ die Zügel locker und streichelte Goldstücks seidig goldenen Hals.

„Er sieht großartig aus", sagte Stellas Mutter mit einem breiten Lächeln. „Versuch's doch auch mal, Schatz."

„Okay." Stella setzte ihren Reithelm auf und trat auf den Platz. Lotte stieg ab und hielt Goldstücks Zügel, bis Stella mit Mrs Marles Hilfe die Steigbügel angepasst hatte und in den Sattel gestiegen war.

„Sie sieht nervös aus", flüsterte Lena.

Juli zuckte mit den Schultern. „Keine Ahnung, wieso. Goldstück ist super."

Sie beobachtete kritisch, wie Stella das Pony mit ihren Fersen in die Flanken knuffte. Stella kippte nach vorn, als Goldstück losging, und hielt sich an seiner Mähne fest. „Oh, sie ist eindeutig ein Anfänger."

„Pst." Lena sah zu Stellas Eltern hinüber, die zum Glück nichts gehört hatten. „Ich bin sicher, dass sie ihr Bestes gibt."

Da kam Lotte zu ihnen herüber. „Gold-

stück ist heute in Bestform", sagte
sie traurig.

„Du sahst richtig toll aus auf
dem Platz", sagte Lena ihr.

Lotte biss sich auf die Unterlippe, während sie Stella
zusah, die Goldstück in Trab
versetzte. Die losen Zügel des Mädchens
schlugen gegen den Hals des Ponys, als
sie versuchte, sich aufzusetzen. Das
Ganze sah sehr wackelig aus.

„Zumindest ist sie wohl eine sanfte
Reiterin", sagte Lotte. „Sie zerrt gar nicht
an seinem Maul. Das hasst Goldstück
nämlich."

Lena nickte. Von der Mitte des Platzes
aus schlug Mrs Marle Stella vor, ein wenig zu galoppieren. Lena hielt den Atem

an und hoffte, dass Stella das schaffte. Lena wollte natürlich nicht, dass ihr Gold-stück so sehr gefiel, dass sie ihn kaufte, aber sie wollte ebenso wenig, dass sie vom Pferd fiel!

Goldstück fiel in einen sehr langsamen, entspannten Galopp. Stella kippte noch einmal kurz nach vorn, doch dank Mrs Marles Hilfe setzte sie sich aufrecht hin und hatte schon bald den Rhythmus des Ponys übernommen. Sie schafften fast eine komplette Runde, bevor Goldstück wieder in Trab verfiel.

„Goldstück passt ganz schön gut auf sie auf." Juli klang beinahe missbilligend. „Ihr ist wahrscheinlich gar nicht klar, dass er sehr viel mehr kann, als sie momentan braucht."

Ganz rot im Gesicht vor Konzentration stieg Stella wieder ab und wartete darauf, dass Lotte zu ihr kam und half, Goldstück vom Platz zu führen. Lena und Juli blieben ein bisschen zurück und hörten den Erwachsenen zu.

„Das ist wirklich ein sehr nettes Pony", sagte Stellas Mutter. „Aber glauben Sie, er ist vielleicht noch etwas zu anspruchsvoll für Stella?"

„Goldstück ist in der Tat schon recht weit", stimmte Mrs Marle zu. „Doch er ist ein sehr sanftes Pony mit einem sehr freundlichen Charakter. Wenn Stella weiterhin Stunden nimmt, kann sie ihn bestimmt einige Jahre reiten und durch ihn

sogar noch mehr Selbstsicherheit beim Reiten gewinnen."

„Was meinst du, Schatz?", fragte Stellas Vater. „Gefällt er dir?"

„Er ist nett", sagte Stella mit einem vorsichtigen Lächeln. Jetzt, da der Ritt vorüber war, schien sie weniger aufgeregt.

Gemeinsam gingen alle zurück zu den Ställen. Mrs Marle lud die anderen Erwachsenen auf einen Kaffee in ihr Büro ein und die Mädchen blieben zurück, um Goldstück abzusatteln. Stella streichelte dem Pony zärtlich über den Kopf.

„Du bist ein braver Junge", raunte sie.

Lena sah zu Lotte hinüber, die unglücklich dreinblickte. Da rief Juli plötzlich aus: „Vorsicht! Er beißt, weißt du?"

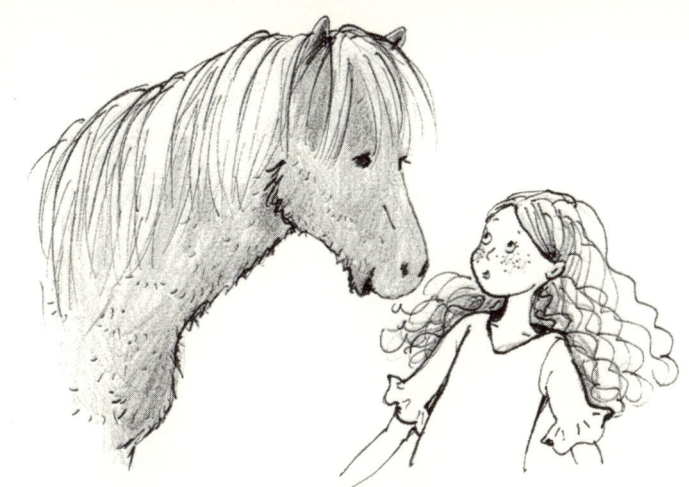

„Was?" Stella machte entsetzt einen Satz rückwärts. „Wirklich?"

Lena blinzelte überrascht. Soweit sie wusste, hatte Goldstück in seinem ganzen Leben noch niemanden gebissen! Lotte sah genauso verdattert aus. Doch Juli nickte mit ihrer bestimmten Art.

„Oh ja", sagte sie zu Stella. „Bei ihm musst du richtig vorsichtig sein. Mich oder Lotte würde er nicht beißen, weil wir Erfahrung haben. Aber mit Neulingen hat er nicht viel Geduld."

„Hat … hat er nicht?" Stella machte noch einen Schritt nach hinten.

Lena spürte ihr schlechtes Gewissen. Juli log! Das war nicht richtig.

Auf der anderen Seite war es auch nicht richtig, dass Goldstück verkauft werden sollte. Vielleicht war diese kleine Notlüge in Ordnung, wenn Stella dann das Interesse verlor …

Nachdem Stella und ihre Eltern gegangen waren, kamen Mr und Mrs Stevens auf der Suche nach Lotte zu den Boxen.

„Ich denke, das lief ganz gut." Mr Stevens tätschelte Lottes Schulter. „Und mach dir keine Sorgen, Liebling. Bei Stella hätte Goldstück es sehr gut und ihre Eltern haben auch schon gesagt, dass du ihn jederzeit besuchen kannst."

„Das ist schön, glaube ich", sagte Lotte.

„Keine Sorge", flüsterte Juli. „Nach dem, was ich Stella erzählt habe, kann ich mir nicht vorstellen, dass sie ihn noch kaufen will." Sie lächelte und drückte Lottes Arm.

Lena fühlte sich schlecht, weil sie nichts gesagt hatte, nachdem sie begriffen hatte, dass Juli log. Sie sagte sich aber auch, dass Juli ja nur helfen wollte. Das machte es doch fast okay. Oder?

An diesem Abend ging Lena in Mrs Krafts Garten, um mit Nacho zu spielen. „Mach ihn ruhig richtig müde", sagte Mrs Kraft mit erschöpfter Stimme. „Er hat den ganzen Tag damit zugebracht, Unsinn anzustellen. Heute Morgen hat er meine

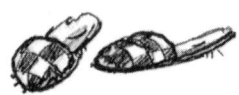 Lieblingshausschuhe völlig zerfetzt!"

„Du Frechdachs", sagte Lena lächelnd und kraulte ihm die seidigen Ohren. Sie dachte an ihre Reitstunde von heute, vor allem an das, was Mrs Marle über das Trainieren von Ponys gesagt hatte. „Wahrscheinlich wissen Hunde bei der Geburt genauso wenig, wie man sich benimmt, wie Ponys wissen, wie man geritten wird."

„Was hast du gesagt, Liebes?" Mrs Kraft erhob sich gerade mit einem gut durchgekauten Stück Stoff, das sie unter der Hecke hervorgeholt hatte.

„Hat Ihre Schwester Nacho erzogen, als er klein war?", fragte Lena.

„Ich glaube nicht." Mrs Kraft zuckte mit

den Schultern. „Zumindest hat sie nie irgendetwas von richtigen Kursen erzählt."

Lena saß im Schneidersitz und ließ Nacho auf ihren Schoß springen. Er war so weich und quirlig! „Ich frage mich, wie man es anstellt, einen Hund zu erziehen", sagte sie. „Nacho ist ein schlaues Kerlchen, wahrscheinlich würde es sogar Spaß machen, ihm Tricks und Befehle beizubringen." Sie kicherte, als Nacho versuchte, sich unter ihrem Arm durchzu-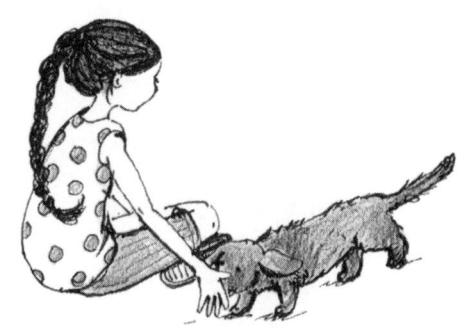wuseln. „Er hat vielleicht nur Unsinn im Kopf, aber süß ist er auf jeden Fall!"

Gymnastik im Sattel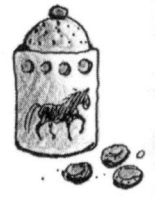

Als Lena am nächsten Morgen auf den Hof kam, herrschte dort rege Betriebsamkeit. Einige jüngere Kinder rannten herum und machten sich für ihre Anfängerstunde bereit. Dazu kamen noch ihre Eltern, die eilig Zaumzeug herumtrugen oder Ponys durch die Gegend führten. Neben dem Apfelbaum in der Mitte des Hofes passte ein grauhaariger Mann einem hübschen schwarz-weißen Pferd die Zügel an. Es war so viel los, dass Lena einen Augenblick brauchte, bis sie Juli und Lotte mit Goldstück vor der Tür zur Sattelkammer stehen sah.

Lena eilte besorgt zu ihnen hinüber.

„Kommt Stella heute noch mal zum Reiten?", fragte sie. „Habt ihr Goldstück deshalb aufgezäumt?"

„Nein." Lotte strahlte. „Stellas Mutter hat gestern angerufen. Sie wollen sich doch nach einem Pony umsehen, das für Anfänger besser geeignet ist."

Goldstück drehte den Kopf und schnupperte an Lottes Haar. Sie kicherte und umarmte ihn.

„Ja", fügte Juli grinsend hinzu. „Wahrscheinlich wollten sie auch lieber ein Pony, das nicht beißt."

Lena lächelte schwach. Sie fühlte sich immer noch nicht wohl bei dem Gedanken an das, was Juli gesagt hatte. Aber jetzt war es zu spät, die Lüge noch richtigzustellen, oder?

Da kam der grauhaarige Mann mit seinem Pferd am Zügel auf sie zu. „Fertig für unseren Ausritt, Charlotte?", rief er.

„Ja." Lotte winkte in Lenas Richtung. „Opa, das ist Lena Kennet. Sie ist diesen Sommer hergezogen. Lena, das ist mein Großvater."

„Mr Stevens ist der Bürgermeister von Willow Springs", fügte Juli hinzu. „Colonel ist sein Pferd."

„Oh. Freut mich, Sie kennenzulernen, Mr Stevens", sagte Lena ein bisschen eingeschüchtert. Sie hatte bisher noch nie einen echten Bürgermeister getroffen!

Der Vater von einem der Anfänger kam auf sie zu. „Guten Tag, Herr Bürgermeister", sagte er freundlich. „Wie geht's unserem großen Burschen denn heute?"

Er streichelte Colonel. „Neulich hatte ich einen herrlichen Ausritt mit ihm, auch wenn meine Tochter und Aska uns ein paarmal ziemlich abgehängt haben." Er zwinkerte und sah zu einem kleinen Mädchen hinüber, das ganz mit einem niedlichen grauen Pony beschäftigt war.

„Gut, gut", entgegnete der Bürgermeister mit einem Lächeln. „Vergessen Sie nicht, ich habe nie behauptet, dass Colonel das schnellste Pferd des Hofes ist!"

Lena neigte sich zu Lotte. „Über was reden die denn? Ich dachte, Colonel gehört deinem Großvater."

„Tut er auch." Lotte machte Goldstücks Gurt um ein Loch enger. „Aber Opa ist zu beschäftigt, um mehr als ein- oder zweimal pro Woche zu reiten. Also lässt er

andere Leute reiten, damit Colonel genug Bewegung bekommt."

Ein paar Minuten später brachen Lotte und ihr Großvater zu ihrem Ausflug auf. Die Anfänger wuselten noch immer hin und her. Mrs Marle kam zu Lena und Juli geeilt, sie sah völlig fertig aus.

„Könntet ihr mir vielleicht helfen?", fragte sie. „Wir sind schon spät dran und ich habe im Anschluss gleich noch eine Stunde."

„Na klar", sagte Lena. „Was können wir machen?"

„Helft den Kindern beim Aufsatteln", antwortete Mrs Marle. „Wir brauchen Flicka, Samson, Aska und Rapunzel."

„Wird gemacht", sagte Juli und war schon auf dem Weg zu einem kleinen

Jungen, der Flicka mit einem Striegel
bürstete.

Lena sah sich nach Samson um, konn-
te ihn aber nicht entdecken. Vor seinem
Stall fand sie ein kleines schwarzhaariges
Mädchen, das ihr Zaumzeug mit beiden
Händen umklammert hielt. Das Halfter
lag vor ihren Füßen auf der Erde und
Samson schaute aus dem Fenster seiner
Box.

„Hilfst du mir?", fragte das
Mädchen, sobald es Lena sah.
„Samson hält den Kopf immer so
hoch, dass ich nicht rankomme!"

„Lass mich mal versuchen."
Lena nahm dem Mädchen das
Zaumzeug aus der Hand und trat
in die Box. „Komm schon, Samson",

sagte sie. „Machen wir dich ausgeh-
fertig."

Zu ihrer Überraschung hob das Pony
den Kopf und wich zurück. „Was ist denn
los, Junge?", fragte Lena und versuchte
es erneut.

Aber wieder wich Samson der Trense
aus, die Lena ihm entgegenhielt. Er hob
seinen Kopf ganz hoch und drehte sich
von Lena weg.

„Brauchst du Hilfe?", fragte eine Stimme.

Lena drehte sich um und erkannte
Hannah, die in den Stall spähte. Hannah
hatte ganz glattes, schulterlanges blon-
des Haar, ein rundes Gesicht und ein
eher schüchternes Lächeln.

„Danke." Lena war es ein bisschen

peinlich, als sie erklärte, was los war. „Ich weiß nicht, wieso er das macht. Ich hatte bis jetzt noch nie Probleme, ihm sein Zaumzeug anzulegen."

„Vielleicht will er ein anderes Zaumzeug tragen", schlug das kleine Mädchen vor.

Hannah lächelte und schob sich eine Haarsträhne hinters Ohr. „Samson ist ein braves Pony, aber hin und wieder will er die Leute testen", sagte sie. „Normalerweise widersetzt er sich nicht allzu sehr."

Lena gab ihr das Zaumzeug und trat zurück. Hannah sprach leise und Samson spitzte seine Ohren und stand still, während sie seitlich näherkam. Sie strich zuerst mit einer Hand von seiner Schulter den Hals entlang, legte dann ihren Arm

um seinen Nacken, die Hand auf dem Schopf, und drückte seinen Kopf leicht nach unten. Jede ihrer Bewegungen war langsam und fließend. Samson seufzte und nahm das Mundstück ins Maul.

Schon einen Augenblick später saß das Zaumzeug ordentlich auf seinem hübschen Kopf.

„Wow, das war toll", sagte Lena. „Du kannst echt super mit Ponys umgehen!"

„Danke." Hannahs Wangen wurden rot. „Ich schau besser mal, ob die anderen noch Hilfe brauchen."

Bald darauf saßen alle vier Anfänger auf ihren Ponys auf dem Reitplatz.

Der kleine Junge, der auf Flicka ritt, war erst fünf Jahre alt und noch etwas unsicher auf dem Pferd, deshalb bat Mrs Marle Lena, ihn um den Platz zu führen. Es machte Lena Spaß, mit dem sanften Palomino zu gehen und dabei zu sehen, wie die jüngeren Kinder die Grundlagen lernten, wie aufrecht zu sitzen und die Zügel ordentlich zu halten.

„In Ordnung, sehr gut macht ihr das", sagte Mrs Marle nach einer Weile. „Wer möchte einen kleinen Trab ausprobieren?"

Der Junge auf Flicka jubelte so freudig, dass er gleich seine Zügel fallen ließ und Lena sie ihm wieder aufsammeln musste.

Mrs Marle ließ die jungen Reiter einen nach dem anderen die Längsseite des Platzes entlangtraben. Lena war ganz außer Atem, als sie mit Flicka am Ende

ankam. Danach brachte Mrs Marle ihren Schülern einige Übungen im Sattel bei, zum Beispiel mit den Armen kreisen oder sich an die Zehen fassen.

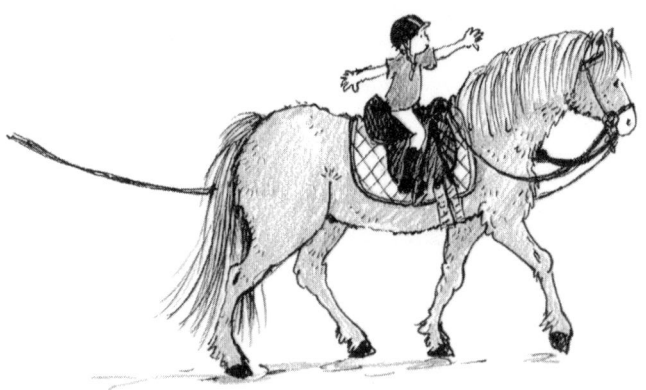

„Das sieht lustig aus", sagte Lena, während der Junge wie ein Äffchen auf Flicka herumkletterte, um erst rückwärts im Sattel zu sitzen und dann wieder vorwärts. „Das ist wie Gymnastik mit Pferd!"

Juli hörte sie von ihrem Platz aus, wo sie an den Zaun gelehnt stand. „Ja, das sollten wir in unserer nächsten Stunde

auch mal machen, Mama!", rief sie mit einem Grinsen im Gesicht.

Mrs Marle hob eine Augenbraue. „Sei vorsichtig, was du dir wünschst", sagte sie. „Vielleicht erinnere ich mich daran und es ist nicht so einfach, wie es aussieht!"

Nach der Reitstunde halfen Lena, Juli und Hannah den kleinen Kindern, ihre Ponys wieder in die Ställe zu bringen. Bis sie damit fertig waren, waren auch Lotte und ihr Großvater von ihrem Ausritt zurück. Mr Stevens kam ein paar Minuten später, um sie abzuholen.

„Wo ist denn Mama?", fragte Lotte.

„Sie ruht sich zu Hause ein bisschen aus", antwortete ihr Vater. „Ihr geht es heute nicht so gut."

„Oh." Lotte sah besorgt aus, sagte aber sonst nichts mehr.

„Es gibt Neuigkeiten wegen Goldstück", fuhr ihr Vater fort. „Wir haben von einer Frau gehört, die glaubt, er wäre perfekt für ihren Sohn, der Springreiter ist. Momentan hat er eine gebrochene Hand, er kann also nicht reiten, aber er würde sich Goldstück morgen gern mal ansehen. Du müsstest ihm etwas vorreiten, in Ordnung?"

„Morgen?" Lotte wurde bleich. „In Ordnung."

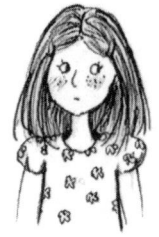

Lena biss sich auf die Lippe. Sie konnte sehen, dass Lotte versuchte, tapfer zu sein. Doch es brach Lena trotzdem das Herz, ihre Freundin so zu sehen.

Langsam, Goldstück!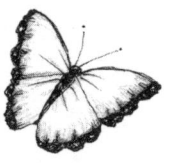

„Wie weit bist du mit dem Katzenbild?",
fragte Lena ihre Mutter am nächsten Morgen.

„Eigentlich fast fertig." Mrs Kennet
rührte Sahne in ihren Kaffee. „Heute Vor-
mittag möchte ich ihm gern noch den
letzten Schliff geben und es dann nach
dem Mittagessen abliefern. Dann kann
ich dich auch zum Ponyhof hochfahren,
wenn du magst."

„Ja, das wäre toll." Lena versuchte zu
verdrängen, was auf dem Ponyhof später
noch passieren würde. Der junge Springreiter hatte sich für zwei Uhr angekündigt.

Um sich von Lotte und Goldstück ab-

zulenken, ging Lena nach dem Frühstück hinüber zu Mrs Kraft. Nacho schien sich zu freuen, sie zu sehen, er sprang an ihr hoch und bellte laut.

Lena bückte sich, um ihren vierbeinigen Freund zu knuddeln. „Erinnern Sie  sich, worüber wir gestern gesprochen haben?", fragte sie Mrs Kraft. „Darüber, dass Hunde ebenso erzogen werden müssen wie Ponys? Ich habe mir gedacht, ich könnte Nacho ein paar Sachen beibringen, wenn Sie einverstanden sind."

„Natürlich", sagte Mrs Kraft. „Meine Schwester hat heute Morgen angerufen. Sie muss wahrscheinlich länger als erwartet im Krankenhaus bleiben und kann danach mehrere Wochen nicht so gut gehen."

„Oje!", rief Lena.

„Sie hat mich gebeten, Nacho zu behalten, bis sie wieder auf den Beinen ist", fügte Mrs Kraft hinzu.

„Wirklich?" Lena fand den Gedanken, den verspielten, kleinen Hund noch länger nebenan zu haben, ganz wunderbar. „Und was haben Sie geantwortet?"

„Ich habe gesagt, dass ich darüber nachdenken werde." Mrs Kraft warf Nacho, der gerade von Lenas Schoß sprang, um einem Schmetterling hinterherzujagen, einen sorgenvollen Blick zu. „Ich mag den kleinen Schlingel, das tue ich wirklich. Aber er ist einfach so ungezogen!"

„Alles, was ihm fehlt, ist Training", sagte Lena. „Keine Sorge, ich mache ihn zum perfekten Hund!"

Die nächsten Minuten verbrachte sie damit, Nacho ,sitz' beizubringen. Das war nicht leicht. Zum einen, weil seine Beinchen so kurz waren, dass man nur schwer erkannte, ob er schon saß. Und zum anderen interessierte ihn die Tüte mit Leckerlis, die Lena in der Hand hielt, viel mehr als ihre Befehle.

Am Ende gab sie auf und warf ihm stattdessen den Plastikknochen zum Apportieren. „Zumindest brauchst du kein Training, um süß zu sein", sagte sie lachend, als er den Knochen packte und so fest schüttelte, dass er beinahe umfiel.

Nach dem Mittagessen setzte Mrs

Kennet Lena am Hof ab. „Wünsch mir Glück", sagte sie nervös. „Ich hoffe, Mrs Bauer gefällt das Bild."

„Ich bin sicher, sie findet es großartig", sagte Lena und drückte ihrer Mutter die Daumen. Sie hatte Lena das Gemälde gezeigt, bevor sie es eingepackt hatte. Die Katze sah schön und majestätisch aus – aber auch ziemlich grimmig.

Als Lena auf den Innenhof trat, stand Goldstück im Schatten an den Apfel-  baum gebunden. Lotte und Juli striegelten ihn.

Lena eilte hinüber, um zu helfen. „Die Leute sind noch nicht da, oder?", fragte sie.

„Nein." Juli sah auf ihre Uhr. „Aber sie werden bald kommen. Bis dahin müssen

87

wir uns was Neues einfallen lassen, um ihnen die Sache auszureden."

„Was meinst du?" Lena nahm eine Bürste und machte sich an Goldstücks bereits glänzendem Fell zu schaffen.

„Na, wir müssen sie davon überzeugen, dass sie Goldstück nicht kaufen wollen, natürlich", sagte Juli. „Aber es klingt, als wäre dieser Junge ein richtig guter Reiter. Wir werden ihn nicht mit der Geschichte abschrecken können, dass Goldstück beißt."

Lena biss sich auf die Unterlippe und fühlte, wie ihr schlechtes Gewissen sie wegen der Sache mit Stella erneut überkam. „Vielleicht sollten wir gar nichts sagen", meinte sie. „Vielleicht gefällt ihm Goldstück ja einfach so nicht."

„Unmöglich!", warf Lotte ein und um-
schlang den Hals ihres Ponys. „Jeder
liebt Goldstück."

Lena lächelte. Sie musste zugeben,
dass es nur schwer vorstellbar war, dass
jemand sich nicht sofort in den süßen,
lebhaften Palomino verlieben sollte.

Juli machte ein nachdenkliches Gesicht. „Dieser Junge will bei Springturnie-
ren mitmachen", sagte sie. „Was wäre,
wenn wir sagen, dass Goldstück total
langsam ist?"

„Aber das ist er doch nicht, oder?"
Lena schaute fragend zu Lotte, die den
Kopf schüttelte.

„Das ist doch egal." Juli klang ungedul-
dig. „Verstehst du denn nicht? Wir wissen
doch schon, dass er wegen seiner gebro-

chenen Hand heute nicht reiten kann. Das heißt, Lotte muss Goldstück einfach langsam aussehen lassen."

„Wahrscheinlich", sagte Lotte unsicher.

Lena sagte gar nichts. Sie wollte Juli klarmachen, dass sie wegen Goldstück nicht lügen durften. Aber sie traute sich irgendwie nicht. Stattdessen konzentrierte sie sich darauf, Goldstücks Hals zu bürsten, bis er strahlte.

Der Junge erschien schon ein paar

Minuten später. Er trug zwar den Arm in einer Schlinge, hatte aber trotzdem Reitkleidung an. „Hi, ich bin James", sagte er mit einem freundlichen Lächeln.

„Wir dachten, du kannst heute nicht reiten", platzte Juli heraus.

„Werde ich auch nicht." James betrachtete Goldstück. „Der Gips kommt nächste Woche ab. Ich kann es gar nicht erwarten, wieder reiten zu können! Aber vor der Wintersaison brauche ich noch ein größeres Pony."

Goldstück reckte dem Neuankömmling die Nase entgegen, aber James schien es nicht zu bemerken. Er ging zur Flanke des Ponys und starrte auf dessen Beine.

„Was schaust du denn?", fragte Lena.

„Ich sehe mir nur seinen Körperbau an", antwortete James. „Er sieht ziemlich gut aus. Wie bewegt er sich denn so?"

„Gut", sagte Lotte sofort.

„Ja", fügte Juli hinzu. „Jedenfalls solange man es nicht eilig hat."

James sah sie erstaunt an. In dem

Augenblick kamen die Erwachsenen dazu.

„Er sieht gut aus, oder, James?", sagte die Mutter des Jungen, nachdem sie Goldstück gesehen hatte.

James nickte. „So weit macht er einen guten Eindruck."

„Bereit für die Vorstellung?", fragte Mrs Marle Lotte.

Kurz darauf war Lotte aufgesessen und trabte mit Goldstück um den Reitplatz. Der Vater des Jungen entfernte sich, um zu telefonieren, aber James und seine Mutter sahen interessiert vom Rand aus zu. „Er hat schöne Bewegungen", sagte James anerkennend.

„Ja", stimmte seine Mutter zu. „Und eine gute Haltung."

„Na gut, Lotte", rief Mrs Marle nach ein paar weiteren Minuten im Trab. „Dann lass uns mal den Galopp probieren, ja?"

Lotte nickte und warf Lena und Juli einen kurzen Blick zu. Juli zeigte ihr ver-

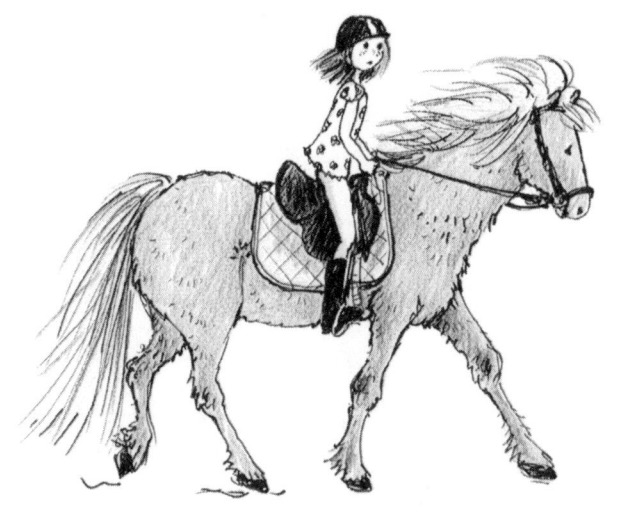

stohlen einen erhobenen Daumen. „Ich habe ihr gesagt, dass sie ihn im Galopp bremsen soll", flüsterte sie Lena ins Ohr. „Das ist nämlich die wichtigste Gangart für einen Turnierspringer, weißt du?"

Lena nickte nur. Sie sah Lotte zu, wie sie Goldstück in Galopp versetzte, einen ziemlich langsamen Galopp.

„Treib ihn ein bisschen an", rief Mrs Marle. „Ich werde ein paar Hürden aufstellen. Das sollte ihn aufwecken – er liebt Springen."

„Super", sagte James. „Ich auch!"

Als die Hindernisse aufgebaut waren, lenkte Lotte Goldstück auf das erste zu. Der Galopp des Ponys war noch immer viel langsamer als sonst. Er nahm die erste Hürde, doch bei der zweiten schlugen seine Hinterläufe gegen die oberste Stange und warfen sie hinunter.

„Meine Güte." James' Mutter schüttelte den Kopf.

„Komm schon, Lotte", sagte Mrs Marle.

„Das kann Goldstück doch besser! Treib ihn mal zu ein bisschen mehr Tempo an."

„Tut mir leid." Lotte brachte das Pony zum Stehen. Sie wurde rot. „Er ist heute total schlapp. Vielleicht ist ihm nicht nach Springen."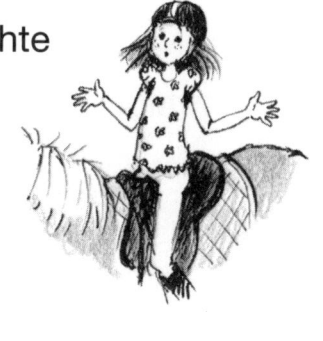

Mrs Marle runzelte die Stirn. „Ich weiß nicht, was heute los ist", sagte sie an die Besucher gewandt. „Normalerweise springt Goldstück ausgesprochen gern."

In dem Moment kam Isabel durch den schmalen Bogen zwischen Ställen und Reitplatz. Sie führte Lady, die schon aufgezäumt war.

James entdeckte sie sofort. „Hey, das

Pony kenne ich", sagte er. „Ich habe es bei Wettkämpfen gesehen. Es ist ein fantastischer Springer." Er blickte zu Mrs Marle. „Ist das vielleicht zu verkaufen?"

„Leider nein", antwortete Mrs Marle mit einem Lächeln. „Aber was hältst du von Goldstück?"

„Er ist in Ordnung", sagte James. „Aber ich bin nicht sicher, ob er auch wirklich das ist, was ich suche. Ich brauche ein Pony, das richtig gern springt."

„Ja, aber vielen Dank, dass Sie ihn uns gezeigt haben", fügte seine Mutter hinzu. „Wir melden uns bei Ihnen, wenn wir von jemandem hören, zu dem Goldstück besser passen könnte."

„Danke. Es tut mir leid, dass es nicht geklappt hat. Es ist wirklich schade, dass

Goldstück heute nicht so ganz auf der Höhe war." Mrs Marle warf erst Lotte, dann Lena und Juli einen Blick zu.

Lena hielt den Atem an und versuchte, nicht allzu begeistert darüber auszusehen, dass James Goldstück nicht kaufen wollte. Ob Mrs Marle wohl einen Verdacht hatte, was passiert war?

Sie entschied, dass das nicht wichtig war. Das Wichtigste war, dass Goldstück immer noch Lotte gehörte!

Gar nicht schüchtern

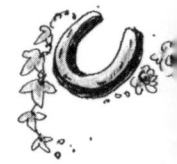

„Steht dieser Hund denn nie still?", beschwerte sich Lenas Mutter.

Lena kicherte und zog an Nachos Leine, um ihn von einem offenbar sehr interessant duftenden Löwenzahn loszureißen „Wenn er schläft, vielleicht", sagte sie.

Sie und ihre Mutter hatten sich bereit erklärt, mit dem kleinen Hund spazieren zu gehen. Es war ein herrlicher Sommertag mit einer leichten Brise und nicht zu heiß. Mrs Kraft hatte einen Friseurtermin, deshalb hatte sie die drei nicht begleiten können.

Nacho bellte ein Eichhörnchen an und raste ihm hinterher, als es um eine Ecke

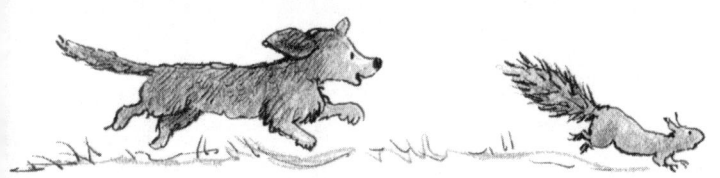

verschwand. „Warte, Nacho!", rief Lena, die laufen musste, um mitzuhalten.

Sie kamen um die Ecke. Das Eichhörnchen war nirgends zu sehen, aber Lena verschlug es den Atem, als sie ins Schaufenster des Blumenladens blickte.

„Mama, schau mal", rief sie. „Komm schnell!"

Als Mrs Kennet sah, was da im Schaufenster stand, verschlug es ihr ebenfalls den Atem. „Das ist ja mein Bild!", rief sie.

Lena grinste stolz. „Das heißt wohl, dass es Mrs Bauer gefallen hat."

Sie guckte zum Bild hinauf, das auf einer goldenen Staffelei stand. Darum herum waren lauter Blumenarrangements

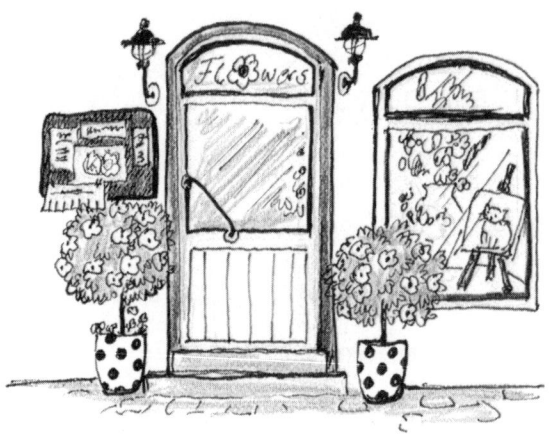

in Katzenform ausgestellt. Winzige Gän-
seblümchen formten die Worte *Champion
Princess Perdita*. Die Perserkatze der
Blumenhändlerin starrte noch immer
grimmig vom Gemälde herunter. Nacho
schaute zur Auslage hoch und bellte.

„Nein, diese Katze kannst du nicht
jagen", erklärte Lena ihm lächelnd.

Die Ladentür flog auf und eine kleine,
stämmige Frau mit blonden Strähnchen
kam herausgeeilt, sie strahlte von einem
Ohr zum anderen. „Oh, Angela, wie

schön, dass du vorbeikommst", rief sie und ergriff Mrs Kennets Hände. „Ich wollte dir sagen, wie beeindruckt alle von deinem Gemälde sind! Jeder sagt, es sieht genau aus wie Perdita!"

Lena unterdrückte ein Kichern. Sah die Katze der Blumenhändlerin in Wirklichkeit tatsächlich auch so schlecht gelaunt aus? Anscheinend!

„Ich bin so froh, dass du zufrieden damit bist!" Lenas Mutter klang erfreut – und auch ein wenig erleichtert.

„Zufrieden? Ich bin begeistert! Es haben mich so viele Leute danach gefragt, dass ich sogar einen Zettel aufgehängt habe. Siehst du?"

Die Blumenhändlerin zeigte auf das Schwarze Brett neben der Ladentür. Dort

hingen mehrere Blätter, die Werbung für verschiedene Dienstleistungen und Veranstaltungen in der Gegend machten. Genau in der Mitte hing ein Foto von Perditas Porträt zusammen mit Mrs Kennets Namen und Telefonnummer.

„Ich wette, du bekommst eine ganze Menge Anrufe wegen weiterer Porträts", sagte Mrs Bauer und machte einen Schritt zur Seite, um Nachos neugieriger Schnauze auszuweichen, die ihre Schuhe beschnuppern wollte.

Mrs Kennet strahlte. „Oh, wie lieb von dir!", rief sie aus. „Ich danke dir ganz herzlich."

Lena beugte sich vor, um eine Anzeige zu lesen, die weiter unten am Brett hing. Es war Werbung für eine Welpenschule.

„Schau mal", sagte sie zu ihrer Mutter. „Da steht, dass im Gemeindezentrum jeden Donnerstag Kurse der Hundeschule stattfinden. Hunde lernen Männchen machen, sitz, bleib und bei Fuß."

„Ein gut erzogener Hund ist ein glücklicher Hund", sagte Mrs Bauer, die Nacho beobachtete, wie er dasaß und sich am Ohr kratzte. „Das ist ihr Motto."

„Das klingt perfekt für Nacho", sagte Lena.

Bei der Erwähnung seines Namens fuhr Nacho herum. Er bellte und sprang an Lena hoch.

„Das stimmt", sagte Lenas Mutter. „Lass uns die Infos aufschreiben. Dann können wir sie Mrs Kraft zeigen, wenn wir heimkommen."

Lena nickte. „Vielleicht darf ich ja mit Nacho zu dem Kurs gehen. Das wäre lustig!"

Sie verabschiedeten sich von Mrs Bauer und gingen weiter die Straße entlang. Lena dachte noch immer über die Hundeschule nach. Sie war sich sicher, dass Mrs Kraft Nacho lieber behalten würde, wenn er sich ordentlich benehmen würde.

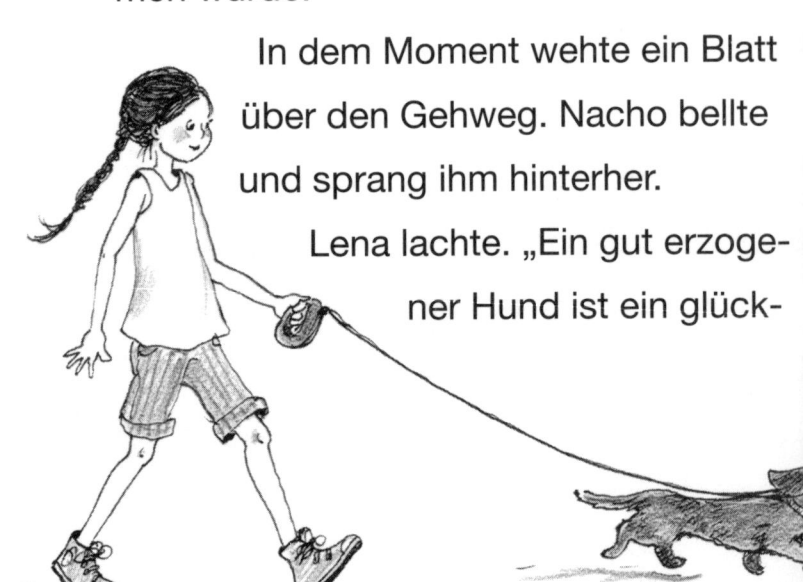

In dem Moment wehte ein Blatt über den Gehweg. Nacho bellte und sprang ihm hinterher.

Lena lachte. „Ein gut erzogener Hund ist ein glücklicher Hund", sagte sie zu ihm. „Aber irgendwie siehst du auch so schon ziemlich glücklich aus!"

Einige Tage später machte Lena mit Juli und Lotte einen Ausritt. Es hatte sich niemand mehr wegen Goldstück gemeldet und Lotte schien glücklich zu sein.

Auch Lena war glücklich. Sie liebte es, mit Samson durch den Wald hinter dem Ponyhof zu reiten. „Sollen wir traben?", schlug sie vor, als die Ponys auf eine Lichtung kamen, auf die das Sonnenlicht kleine Punkte malte.

„Klar, los geht's", sagte Lotte und gab Goldstück einen Stups mit den Fersen.

 Alle drei Ponys trotteten über die Wiese. Samson ging vorneweg, als

sie an einem Haufen Dornengestrüpp vorbeikamen. Ein Vogel flog ganz plötzlich direkt unter seiner Nase daraus hervor. Samson reagierte sofort, er scheute so schnell zur Seite, dass Lena beinahe abgeworfen wurde. Sie fand ihr Gleichgewicht gerade rechtzeitig wieder, doch sie hatte die Zügel und beide Steigbügel verloren.

„Ruhig, Samson!", rief Juli von hinten. „Brr, Junge!"

Samson blieb rutschend stehen. Lena stellte ihre Füße wieder in die Steigbügel und nahm die Zügel auf.

„Danke", sagte sie mit zittriger Stimme zu Juli. „Das hat er bisher noch nie gemacht!"

Juli ließ Smartie neben Samson anhal-

ten. „Bei dir vielleicht noch nicht", sagte sie, „aber Samson hatte immer schon ein bisschen Angst vor Vögeln."

„So ein dummes Pony!", sagte Lotte. „Er könnte so einen Vogel doch mit einem Huf zertreten, wenn er wollte."

Lena zwang sich zu einem Lächeln. Sie sah zum Dornengestrüpp und hoffte, dass sich nicht noch mehr Vögel dort versteckten. Während des restlichen Ausrittes hielt sie angestrengt Ausschau nach fliegenden Dingen, alles von Schmetterling bis Taube. Zum Glück brachten sie den Ausflug hinter sich, ohne dass Samson sich noch einmal erschreckte.

Als sie auf den Hof zurückkamen, unterhielt sich Mrs Marle gerade mit dem

Mann, den Lena am vergangenen Wochenende schon gesehen hatte. Er hatte soeben Colonel, das Pferd des Bürgermeisters, bestiegen. Während die Mädchen näher kamen, ritt er in Richtung Reitstrecke davon und winkte ihnen zu.

Mrs Marle eilte auf die Mädchen zu. „Lotte, deine Eltern haben gerade angerufen", sagte sie. „Ein neuer Käufer hat sie wegen Goldstück angerufen. Er würde gern heute noch vorbeikommen und ihn sich ansehen. Sie werden wohl in etwa einer Stunde hier sein."

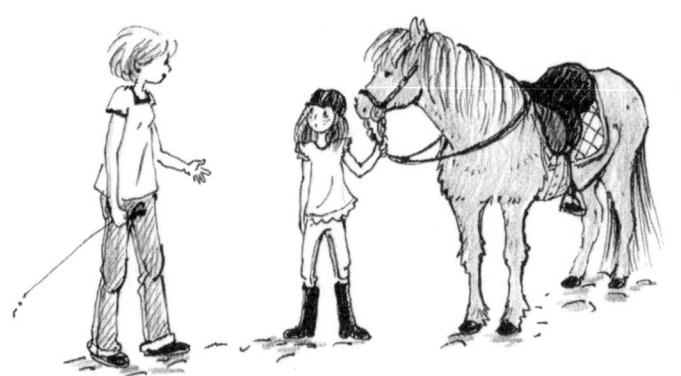

Lena rutschte das Herz in die Hose. „Oh nein", hauchte sie.

„Was für ein Käufer?", fragte Juli ihre Mutter. „Wer ist es? Wie sind die so?"

„Das weiß ich auch nicht", antwortete Mrs Marle. „Lottes Vater hat mir nur gesagt, dass sie eine Hühnerfarm auf der anderen Seite des Berges haben."

Lotte spielte nervös mit Goldstücks Mähne. „In Ordnung", sagte sie leise. „Dann lasse ich Goldstück in der Box, nachdem ich ihn gebürstet habe."

Sie ging mit ihrem Pony am Zügel schnell davon. Lena tauschte einen besorgten Blick mit Juli und folgte ihr.

„Mach dir keine Sorgen", sagte Juli, als sie Lotte eingeholt hatten. „Wir haben die anderen beiden davon abgebracht, Gold-

stück zu kaufen. Das schaffen wir auch mit dem Hühnermädchen."

„Bist du sicher, dass das eine gute Idee ist?", brachte Lena heraus. „Ich meine, wir sollten vielleicht nicht mehr wegen Goldstück lügen."

Juli warf ihr einen wütenden Blick zu. „Willst du etwa, dass er weggeholt wird?", fragte sie. „Eben, das dachte ich mir. Und jetzt beeil dich und bring die anderen Ponys auf die Weide, bevor das Hühnermädchen aufkreuzt."

Wie sich herausstellte, hieß das Hühnermädchen eigentlich Emily. Sie kam ganz pünktlich zusammen mit ihren Eltern auf den Hof. Alle drei wirkten sehr aufgeschlossen und freundlich.

„Oh, der ist ja hübsch!", rief Emily aus, sobald sie Goldstück erblickte. „Was für ein Schätzchen!" Sie rannte direkt auf das Pony zu, schlang ihre Arme um seinen Hals und drückte ihn kräftig.

Goldstück rollte erschrocken mit den Augen und machte einen Schritt zurück. Er blieb jedoch stehen, als Lotte sanft an seinem Zügel zog.

„Wir können ihn auf den Reitplatz bringen", sagte sie zu Emily. „Ich kann ihn zuerst reiten, wenn du willst."

„Ach, das ist nicht nötig", sagte Emily fröhlich. „Ich weiß jetzt schon, dass Goldstück und ich uns prima verstehen werden."

Nach kurzem Zögern war Mrs Marle einverstanden, das Vorreiten heute zu überspringen. Emily kletterte in den Sattel und schickte Goldstück sogleich mit einem dumpfen Schlag ihrer beiden Fersen gegen seine Flanken in den Trab.

„Guter Junge!", rief sie lachend, als das Pony nach vorn schlitterte. Sie riss einen Zügel zurück. „Versuchen wir mal einen Kreis ..."

Sie ritt ihn mit fester Hand, zog ihn um die Kurven und trieb ihn mit Tritten zum Galopp an, offenbar ohne zu bemerken, dass er mit dem falschen Bein zuerst in die Kurve ging. Als Goldstück an einer Hürde zögerte, gab Emily ihm einen Hieb mit ihrer Gerte, sodass er genau durch das Kreuz rumpelte.

„Oh nein", entfuhr es Lena. Juli und Lotte blieb die Luft weg.

„Hoppla", sagte Emilys Mutter gut gelaunt. „Keine Sorge, das wird sie nicht abschrecken."

Emilys Vater lachte. „Bestimmt nicht. Unsere Emily ist völlig furchtlos!"

Lena zuckte zusammen, als Emily Goldstück über ein weiteres Hindernis springen ließ, das er mit viel Abstand meisterte. Emily lachte laut, als sie wieder aufkamen.

„Du bist super, Goldstück!", rief sie und gab dem Pony einen kräftigen Klaps auf den Hals.

Lena und Juli sahen sich besorgt an. Hatte Goldstück gerade ein neues Zuhause gefunden?

Eine unerwartete Lösung

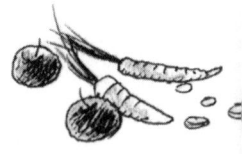

Lena konnte sehen, dass Lotte einfach nur zurück zu Goldstücks Box wollte, um loszuweinen. Doch Emily bestand darauf mitzukommen, als die Mädchen das Pony über den Hof führten.

„Ich helfe euch beim Absatteln", sagte sie auf ihre fröhliche Art. „Dann kannst du mir noch mehr über Goldstück erzählen."

„Okay", sagte Lotte.

In Goldstücks Box angekommen, löste Lena den Gurt auf der einen Seite. Bevor sie zur anderen Seite herumgehen konnte, hatte Emily sich den Sattel schon geschnappt und einfach heruntergezerrt.

Goldstück scheute, als der Gurt über seinen Rücken flog.

„Ruhig, Junge", kicherte Emily. „Das ist bloß der Gurt und keine Schlange."

„Goldstück hat keine Angst vor Schlangen", verteidigte Lotte ihr Pony. „Du hast ihn einfach erschreckt, das ist alles."

„Oh." Emily gluckste. „Na ja, ist auch egal. Unsere Hühner verjagen sowieso alle Schlangen."

Lotte warf Lena und Juli einen Blick zu. „Hast du etwa Hühner, Emily?", fragte sie. „Vor denen hat Goldstück nämlich furchtbare Angst."

„Ja, genau!" Juli nickte. „Goldstück hasst Hühner total. Wenn er eins sieht, dreht er auf der Stelle um und rennt davon."

„Wirklich?" Emily sah überrascht aus. Dann zuckte sie mit den Schultern. „Tja", sagte sie. „Das muss er wohl ablegen, wenn er bei mir lebt."

„Was ist denn hier los, Mädels?" Mrs Marle trat mit gerunzelter Stirn in den Stall.

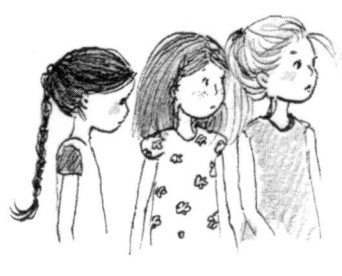

Lena schluckte. Lotte wurde rot. Juli sah ihrer Mutter herausfordernd ins Gesicht. „Nichts", sagte sie.

„Aha." Mrs Marle hielt dem Blick stand. „Warum wartet ihr drei nicht in meinem Büro auf mich?" Dann blickte sie zu Emily. „Deine Eltern wollen losfahren."

„Okay." Emily gab Goldstück einen Klaps. „Bis bald, Goldstück!"

Lena lief mit den anderen zum Büro. „Auweia", flüsterte sie. „Deine Mama sah ganz schön wütend aus, Juli."

Juli zuckte mit den Schultern. „Na und", murmelte sie.

Es dauerte nicht lang, bis Mrs Marle zu ihnen ins Büro des Ponyhofs kam. „Also schön, was soll das Ganze?", fragte sie. „Wieso habt ihr Emily erzählt, dass Goldstück Angst vor Hühnern hat?"

Zuerst sagte niemand ein Wort. Lena wollte erklären, dass sie überhaupt nichts gesagt hatte, aber sie wusste, dass das nicht wichtig war. Sie hatte danebengestanden und den beiden anderen nicht widersprochen. Das war im Grunde genauso schlimm.

„Es tut mir leid", brachte Lotte schließ-

lich hervor. „Ich wollte sie doch nur davon abbringen, Goldstück zu kaufen."

„Das alles war meine Idee", fügte Juli schnell hinzu. „Lotte hat keine Schuld. Ich habe damit angefangen, dem ersten 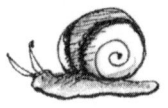 Mädchen, Stella, zu erzählen, dass Goldstück beißt."

Mrs Marle schaute verdutzt. „Was hast du getan?" Dann kniff sie die Augen zusammen. „Warte mal. Ist das auch der Grund, weshalb Goldstück so langsam war, als der Springreiter hier war? Lotte, hast du das etwa absichtlich gemacht?"

Lottes Gesicht wurde so rot wie noch nie. Stumm nickte sie, die Augen auf den Boden gerichtet.

„Es tut uns wirklich leid", stieß Lena hervor.

Juli sah zu ihr herüber. „Was tut dir denn leid? Du hast doch gar nicht mitgelogen."

Lena schüttelte den Kopf. „Ich wusste, dass es falsch war, und ich habe euch trotzdem nicht davon abgehalten." Plötzlich musste sie an Nacho denken. Die ganze Zeit über hatte sie den kleinen Hund für ungezogen gehalten. Aber war er wirklich ungezogener als Lena selbst? Nacho hatte zumindest nie gelernt, richtig von falsch zu unterscheiden, Lena schon.

Mrs Marle seufzte und rieb sich die Stirn. „Ich muss wirklich sagen, ich bin von euch enttäuscht, Mädels", sagte sie. „Lotte, ich weiß, dass du traurig bist, Goldstück abzugeben. Aber ich kann dir versichern, dass sich deine Eltern diese

Entscheidung nicht leicht gemacht haben."

Lena biss sich auf die Lippe. „Also wird Emily Goldstück kaufen?"

Mrs Marle blickte ernst drein. „Nein, wird sie nicht. Aber das hat nichts mit euren Märchen über seine Hühnerangst zu tun. Ich habe ihren Eltern einfach erklärt, dass ich Goldstück nicht für das richtige Pony für Emily halte."

„Wirklich?", rief Lotte.

„Ja. Sie braucht ein Pony, dass besser zu ihrem … ähm … energischen Reitstil passt." Eine Sekunde lang glaubte Lena, Mrs Marle könnte anfangen zu lächeln.

Doch dann runzelte sie wieder die Stirn. „Goldstück hat auch nicht zu Stella oder James gepasst. Ihr hättet also überhaupt nicht lügen brauchen."

Lena fühlte sich ganz klein. Gleichzeitig war sie auch erleichtert, dass Goldstück nirgendwohin gehen würde. Für wie lange, war allerdings noch immer unsicher. Der nächste Käufer könnte perfekt zu dem süßen Palomino passen.

„Es tut uns wirklich leid, dass wir gelogen haben", sagte Lotte. „Es kommt nicht wieder vor, versprochen."

„Nein, das wird es nicht", sagte Mrs Marle. „Das kann ich euch schriftlich geben."

„Was meinst du damit?", fragte Juli erschrocken.

Endlich verzog ihre Mutter den Mund zu einem Lächeln. „Weil es keine weiteren Käufer für Goldstück mehr geben wird", sagte sie. „Er wird genau hier bleiben, auf Ponyhof Apfelblüte."

Lena stand der Mund offen. „Er wird was?"

Die beiden anderen Mädchen fragten und riefen aufgeregt durcheinander. In diesem Augenblick kamen Lottes Eltern herein.

„Hallo!", begrüßte Mr Stevens Mrs Marle. „Haben Sie Lotte und ihren Freunden schon von unserer neuen Abmachung erzählt?"

„Das wollte ich gerade." Mrs Marle lächelte die Mädchen an. „Ich werde Goldstück vier Tage die Woche für Reit-

122

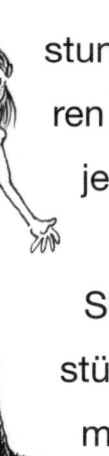

stunden nutzen. An den anderen drei Tagen darfst du ihn jederzeit reiten, Lotte."

Lotte blinzelte. „Warten Sie – soll das heißen, Goldstück wird also immer noch mir gehören?"

„Ja." Mrs Stevens ging zu ihr hinüber und legte einen Arm um Lottes Schultern. „Goldstück wird noch immer dir gehören, genau wie Colonel Opa gehört. Aber andere Leute werden auch etwas von ihm haben."

Lottes Vater nickte. „Und wir werden, dank Mrs Marle, eine kleine Pause von den ganzen Rechnungen bekommen", sagte er. „Was hältst du davon?"

Lotte sprang auf und umarmte erst ihre

Mutter, dann ihren Vater. „Ich finde, ich habe einfach die tollsten Eltern der Welt", sagte sie. Dann sah sie zu Lena und Juli. „Und die besten Freundinnen noch dazu."

„Und das ist keine Lüge", flüsterte Lena. Ihr Herz lief beinahe über vor Freude für Lotte und ihr geliebtes Pony und all die anderen auf Ponyhof Apfelblüte – der einfach der schönste, absolut perfekteste Ort auf der ganzen Welt war.

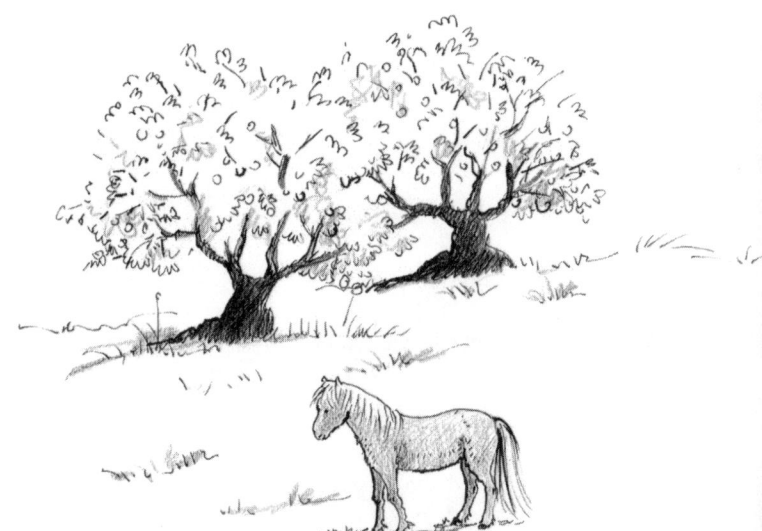

Ponyhof Apfelblüte

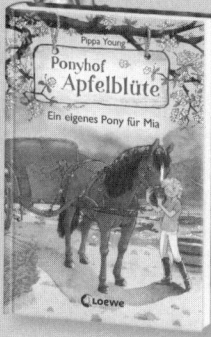

Band 13
ISBN 978-3-7855-8941-0

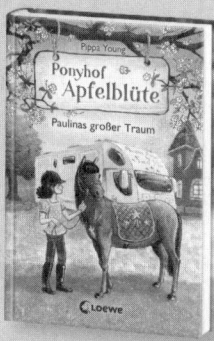

Band 14
ISBN 978-3-7432-0409-6

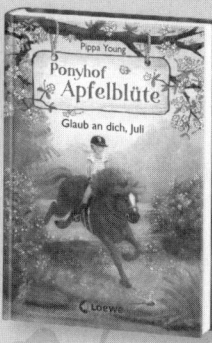

Band 15
ISBN 978-3-7432-0410-2

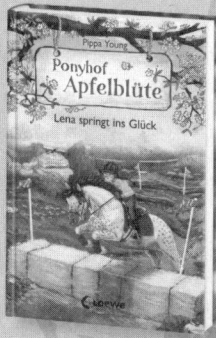

Band 16
ISBN 978-3-7432-0798-1

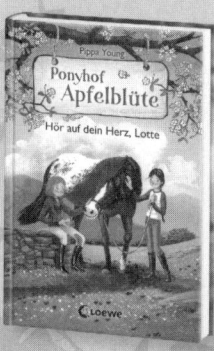

Band 17
ISBN 978-3-7432-0868-1

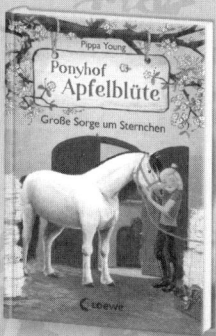

Band 18
ISBN 978-3-7432-1117-9

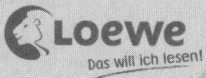

Das will ich lesen!

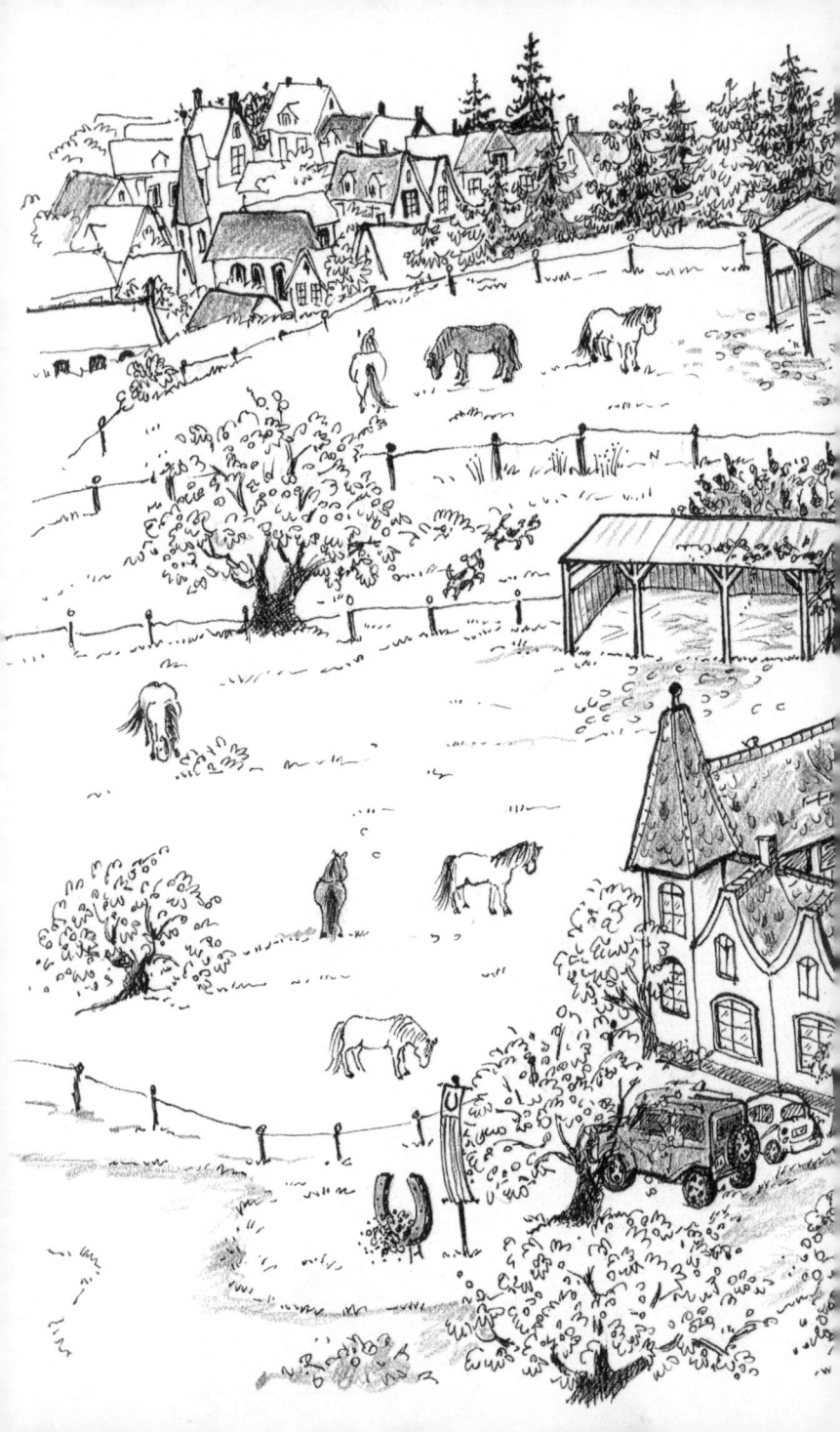